Y0-ABI-561

Faire face au cancer
- avec la pensée réaliste -

JUN 2 4 2011

Catalogage avant publication de Bibliothèque et Archives nationales
du Québec et Bibliothèque et Archives Canada

Savard, Josée
    Faire face au cancer : avec la pensée réaliste
    Comprend des réf. bibliogr.
    ISBN 978-2-89077-368-4
    1. Cancer - Aspect psychologique. 2. Thérapie cognitive. 3. Détresse. I. Titre.
RC262.S28 2010   616.99'4019   C2009-941743-X

Couverture : Annick Désormeaux
Mise en pages : Michel Fleury

© 2010, Flammarion Québec

Tous droits réservés
ISBN 978-2-89077-368-4
Dépôt légal BAnQ : 1er trimestre 2010

Imprimé au Canada
www.flammarion.qc.ca

Josée Savard, Ph.D.

Faire face au cancer
- avec la pensée réaliste -

Préface du Dr Pierre Audet-Lapointe

Flammarion Québec

*À ma fille Nellie qui, je l'espère, grandira
dans un monde avec beaucoup moins de cancer.*

« Nous devons nous préparer à lutter
contre des obstacles épouvantables, is-
sus de nous-mêmes ou imposés par le
monde extérieur. Et la première étape
consiste à guérir de l'illusion collective
qu'est la pensée positive. »

BARBARA EHRENREICH, *Bright-Sided :
How the Relentless Promotion of Positive Thinking Has Undermined America*

Préface

Au cours des dernières années, le cancer a pris une place prépondérante dans les sociétés occidentales. Au Québec, il s'agit désormais de la première cause de mortalité. La Société canadienne du cancer estime qu'il y aurait eu, en 2009, 44 200 nouveaux cas au Québec et 20 100 décès liés à cette maladie. En 2010, un Québécois sur deux pourrait en être atteint, et la très grande majorité de la population, parents, enfants, amis, collègues de travail, sera du coup affectée par ce fléau.

Parallèlement à cette montée inquiétante du nombre de cas de cancers, nous constatons malheureusement chez nous une pénurie criante de ressources humaines, techniques et financières dans la lutte contre le cancer. Cette bataille fort mal organisée a d'ailleurs été à l'origine de la formation de la Coalition Priorité Cancer au Québec.

Compte tenu de cette triste réalité, les soignants, notamment les médecins travaillant en oncologie, consacrent de moins en moins de temps à leurs patients. Ainsi, ces derniers se retrouvent-ils fréquemment seuls devant un long parcours, souvent difficile et éprouvant : les consultations médicales, les divers examens d'investigation, l'attente des résultats, les traitements chirurgicaux, radio-oncologiques et médicamenteux, en particulier la chimiothérapie. Comment alors apporter une aide, notamment psychologique, à tous ceux qui en ressentent le besoin ?

Depuis plusieurs années, la psycho-oncologie s'est développée et organisée en France, aux États-Unis et en Angleterre. Au Québec, nous en sommes encore aux premiers balbutiements. Dans la très grande majorité des cas, le malade doit donc s'en remettre à lui-même en évitant tout ce qui gravite, de près ou de loin, autour de la psychologie dite « populaire ».

À mon avis, Josée Savard a réussi le tour de force d'écrire avec simplicité et pertinence au sujet de la psycho-oncologie. Son livre démystifie des questions complexes, les rendant facilement compréhensibles, particulièrement en ce qui a trait au modèle multifactoriel du cancer ainsi qu'à l'opinion courante voulant que le stress cause le cancer.

À l'idée insidieuse selon laquelle le pouvoir de la pensée guérit le cancer, la psychologue oppose avec beaucoup d'à-propos l'approche réaliste que doit développer le patient envers sa maladie, afin qu'une pensée objective l'amène progressivement vers un optimisme réaliste.

Ce livre, appuyé sur des études scientifiques, comporte plusieurs exercices faciles à réaliser qui guident le lecteur dans son cheminement. Il offre aussi de judicieux conseils dont l'un des plus importants, à mon sens, est de recourir à l'aide d'une personne qualifiée appartenant à un ordre professionnel, idéalement spécialisée en oncologie, si un tel soutien s'avère nécessaire.

C'est avec beaucoup d'intérêt que j'ai lu le livre de Josée Savard. Après 30 ans de pratique en oncologie gynécologique à l'hôpital Notre-Dame de Montréal, je suis convaincu qu'il représente un outil essentiel pour la personne atteinte de cancer et son entourage. De fait, j'en recommanderais aussi la lecture aux étudiants en médecine ainsi qu'aux résidents en formation dans les diverses spécialités médicales.

Dr Pierre Audet-Lapointe, frcs(c)
Fondateur de la Coalition Priorité Cancer au Québec

Avant-propos

À qui s'adresse ce livre ?

Le cancer touche presque tout le monde à un moment ou l'autre de sa vie, en nous affectant soit personnellement, soit parce qu'il touche l'un de nos proches. Vivre avec un cancer, c'est affronter une succession de situations stressantes en commençant par le diagnostic lui-même et en passant par chacun des traitements reçus. Même quand ceux-ci sont terminés, la personne doit apprendre à composer avec l'incertitude liée à une possible récidive. Il arrive donc que les capacités d'adaptation soient mises à l'épreuve par une telle maladie. Cette difficulté peut prendre plusieurs formes et se traduire par différents symptômes de nature psychologique, d'intensité variable selon la personne.

Ce livre, écrit dans un langage accessible, s'adresse plus particulièrement aux personnes atteintes de cancer. Il vise à leur fournir des stratégies concrètes pour les aider à s'adapter à leur maladie et à diminuer les difficultés psychologiques qu'elles éprouvent en réaction à celle-ci. Cet ouvrage s'adresse également aux professionnels de la santé œuvrant en oncologie et désirant être mieux outillés pour intervenir auprès de leurs patients. De même, les proches des personnes atteintes pourront retirer des bénéfices de cette lecture. Cela pourra les aider à composer avec leurs propres réactions émotionnelles face à cette situation et les rendre de meilleurs aidants naturels.

La pensée réaliste : une approche scientifique

L'approche qui est proposée dans ce livre est basée sur les préceptes de la thérapie cognitive-comportementale. Ce type de psychothérapie est celle dont l'efficacité a été la plus prouvée scientifiquement, et ce, pour une variété de problèmes de nature psychologique. Cela inclut ceux qui sont le plus fréquemment associés au fait de vivre avec un cancer. La thérapie cognitive-comportementale vise à diminuer les perturbations émotionnelles en modifiant l'interprétation donnée par la personne à ce qui lui arrive (par des stratégies dites cognitives) et en changeant certains comportements qui contribuent à leur développement ou à leur persistance (par des stratégies dites comportementales).

Par le biais des stratégies cognitives, la personne est amenée à changer ses pensées négatives, provoquant des émotions tout aussi négatives, et à les remplacer par des pensées plus réalistes, davantage basées sur des faits. Il s'agit donc de percevoir les situations vécues telles qu'elles sont, sans en grossir les aspects négatifs et sans être exagérément optimiste. Autrement dit, la pensée réaliste incite à percevoir tous les aspects et conséquences possibles d'une situation, tous ses risques réels, tout en conservant l'espoir que le meilleur survienne. C'est ce que nous appellerons aussi de l'optimisme réaliste.

Nous parlons dans ce livre de « pensée réaliste » pour mettre cette approche en contraste avec celle de pensée positive qui est si populaire présentement. Pourtant, il ne s'agit pas de la meilleure façon de faire face au cancer et je montrerai pourquoi dans ce livre. En bref, la pensée positive génère énormément d'émotions négatives comme de l'anxiété et de la culpabilité. Elle tend aussi à n'amener qu'un effet bénéfique transitoire. Au contraire, la pensée réaliste (ou la thérapie cognitive-comportementale) diminue la force et la persistance des émotions négatives, aide à trouver des solutions concrètes aux problèmes et entraîne des effets positifs durables. Tout au long du livre, j'utiliserai l'analogie des lunettes qui compare les pensées négatives à des lunettes noires, les pensées positives à des lunettes roses et les pensées réalistes, une option mitoyenne, à des lunettes claires.

Thèmes couverts dans ce livre

Le choix des thèmes abordés dans cet ouvrage s'est effectué sur la base de mon expérience clinique de plus de 15 ans auprès de personnes confrontées à une maladie menaçant leur vie. Il s'agit donc de problèmes qui sont fréquemment rencontrés chez les personnes atteintes de cancer et pour lesquels la thérapie cognitive-comportementale est pertinente et efficace. Toutes les problématiques qui seront abordées dans ce livre sont connues pour affecter négativement la qualité de vie. J'espère donc qu'il contribuera autant à diminuer les difficultés engendrées par le cancer qu'à augmenter votre qualité de vie générale.

Les premiers chapitres de ce livre seront consacrés à l'explication de l'approche de pensée réaliste (de thérapie cognitive-comportementale) et ses avantages par rapport à la pensée positive. Ceux-ci traiteront également du manque de fondements et des effets néfastes de deux croyances largement véhiculées dans notre société selon lesquelles le stress cause le cancer et la guérison repose en grande partie sur l'attitude de la personne à l'égard de sa maladie. Puis, les chapitres qui suivent décriront comment utiliser la pensée réaliste pour composer avec divers symptômes psychologiques (culpabilité et dépression, anxiété et peur de la récidive, colère) ou des symptômes physiques ayant une forte composante psychologique (insomnie, fatigue). Enfin, le dernier chapitre expliquera comment faire face à une récidive ou à l'évolution du cancer et apprivoiser la mort.

Tout au long de ce livre, j'utiliserai une kyrielle d'exemples cliniques afin de bien illustrer mes propos. Des conseils pratiques et concrets seront offerts pour que vous puissiez utiliser aisément les stratégies proposées. J'espère très sincèrement que vous apprécierez votre lecture et qu'elle contribuera à votre mieux-être.

Chapitre 1

Le cancer et l'optimisme réaliste

Recevoir un diagnostic de cancer est une expérience éprou-
vante. Le mot *cancer* a une connotation très chargée émotionnellement. Cette maladie est souvent perçue par la personne elle-même, mais aussi par son entourage, comme
une sentence de mort. La réalité est différente : une large
proportion de personnes atteintes d'un cancer y survit.
Malgré tout, le cancer demeure associé à beaucoup d'incertitudes : on n'en connaît pas encore bien les causes, pas
plus que les raisons de l'échec d'un traitement, d'une récidive ou de l'évolution de cette maladie. Cette ambiguïté
laisse place au développement de plusieurs théories plus ou
moins fondées. L'une d'elles postule que la personne elle-
même a créé son cancer et que sa guérison repose principalement sur l'adoption d'une attitude positive face à la maladie. Mais qu'en est-il vraiment ? Cette théorie a-t-elle un
quelconque fondement ? Et, si elle est fausse, comment,
alors, garder l'espoir de guérir ? Dans ce chapitre, je ferai
d'abord une revue des statistiques actuelles au sujet du
cancer. Je traiterai ensuite de la validité ainsi que des conséquences possibles de la théorie affirmant que le stress ou
les événements traumatiques sont à l'origine du développement d'un cancer, et que l'attitude du patient détermine en
grande partie ses chances de guérir. Enfin, je proposerai
une approche axée sur la pensée réaliste pour faciliter
l'adaptation au cancer, et en décrirai les avantages.

Le cancer, une maladie croissante

Près d'un Canadien sur deux recevra un diagnostic de cancer au cours de sa vie (plus précisément, un homme sur 2,2 et une femme sur 2,5[1]). Au cours des dernières années, un nombre de plus en plus élevé de gens ont reçu ce diagnostic. Cette tendance ira malheureusement en augmentant. Voilà des statistiques bien inquiétantes mais qui s'expliquent. D'abord, les techniques de détection précoce du cancer se sont considérablement améliorées. Par exemple, le développement du test de l'antigène prostatique spécifique (APS), utilisé en combinaison avec le toucher rectal, a permis de dépister un nombre accru de tumeurs cancéreuses à la prostate. De plus, des programmes de dépistage systématique, tels que la mammographie pour la détection précoce du cancer du sein ou le test Pap (ou cytologie) pour le cancer du col utérin, ont été implantés dans plusieurs pays. Ainsi, de plus en plus de personnes reçoivent un diagnostic de cancer et doivent suivre un traitement.

Le vieillissement de la population est toutefois la première cause de l'augmentation des cancers. L'espérance de vie ne cesse d'augmenter dans les pays industrialisés. Au Québec, celle-ci est passée, en 1990-1992, de 80,8 ans chez la femme et de 73,7 ans chez l'homme, à 82,7 et 77,6 en 2003-2005. Cela représente une hausse de presque trois ans en seulement quinze ans[2]. L'incidence de cancer augmente avec l'âge et, à l'heure actuelle, environ la moitié des diagnostics concernent des personnes âgées de 65 ans et

---

1. Comité directeur de la Société canadienne du cancer (2009). *Statistiques canadiennes sur le cancer 2009*. Toronto : Société canadienne du cancer.

2. Duchesne, L. (2006). *La situation démographique au Québec – Bilan 2006*. Institut de la statistique du Québec.

plus[1]. L'accroissement de l'espérance de vie se traduit donc par une augmentation des risques de développer un cancer.

Cancer = mort ?

La bonne nouvelle est que, contrairement à une perception fort tenace, une considérable proportion de personnes guérissent de cette maladie. En 2002-2004, il a été estimé qu'environ 62 % des personnes ayant reçu un diagnostic de cancer y avaient survécu au moins cinq ans, ce qui représente une augmentation d'environ 4,5 % en dix ans[2]. Ainsi, de plus en plus de personnes survivent à un cancer.

Cela s'explique en grande partie par l'amélioration des techniques de dépistage : un cancer détecté tôt a plus de chances d'être traité efficacement. L'amélioration constante des traitements oncologiques a également fortement contribué à cet accroissement. L'association « cancer = mort », plutôt vraie autrefois en raison du manque de connaissances sur cette maladie et son traitement, est donc maintenant très souvent erronée. La réalité actuelle est beaucoup plus complexe. Les chances de survie varient selon plusieurs variables dont le type et le stade du cancer au moment du diagnostic, l'agressivité de la tumeur et la présence de certains marqueurs hormonaux ou biochimiques.

« Pourquoi moi ? »

Julie vient tout juste de recevoir un diagnostic de leucémie. Elle est sous le choc de cette nouvelle et ne comprend

---

1. Comité directeur de la Société canadienne du cancer (2009). *Statistiques canadiennes sur le cancer 2009*. Toronto : Société canadienne du cancer.
2. *Ibidem.*

pas ce qui lui arrive. Elle a toujours pris soin de sa santé. Elle mange bien, fait de l'exercice régulièrement, n'a jamais fumé ni abusé d'alcool ou de drogue. Elle ne comprend pas pourquoi elle a un cancer alors que plusieurs personnes de son entourage sont en bonne santé malgré leurs habitudes de vie néfastes. Elle a beau chercher la cause de son cancer, elle ne la trouve pas.

Il est très humain de vouloir comprendre ce qui nous arrive. Toutefois, il n'est pas toujours possible de connaître les déterminants exacts d'une maladie comme le cancer. Celle-ci est complexe et ses causes demeurent, dans la plupart des cas, encore inconnues à ce jour. Je précise bien : LES causes. Le cancer, comme plusieurs autres conditions chroniques (comme la maladie cardiovasculaire), est une maladie multifactorielle. En d'autres termes, il n'y a pas d'étiologie unique au cancer. Cette maladie est influencée par une combinaison de facteurs de risque qui, ensemble, augmentent les possibilités de la développer. En plus, le cancer n'est pas qu'une seule maladie : il existe plus de 200 types de cancer, chacun ayant ses propres caractéristiques et déterminants.

Parmi ces nombreux facteurs variant selon le type de cancer, on compte l'hérédité, les facteurs biologiques tels que les hormones et certains virus, les habitudes de vie et l'environnement (voir figure 1). Si la consommation régulière de tabac représente un facteur de risque majeur pour le cancer du poumon, le rôle du tabagisme dans plusieurs autres types de cancer n'est pas bien établi. De la même manière, la vulnérabilité à ces facteurs de risque varie beaucoup d'une personne à l'autre. Un cancer du poumon pourra être en grande partie causé par le tabagisme chez une personne, alors que ce même cancer pourra survenir

Figure 1. Modèle multifactoriel du cancer

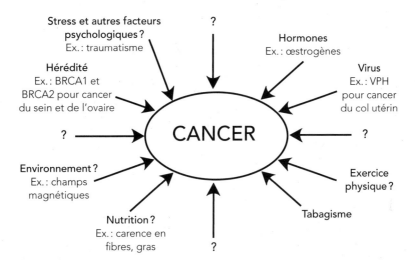

chez une personne non fumeuse. De même, ce ne sont pas toutes les femmes porteuses de la mutation génétique BRCA1 ou BRCA2, un facteur de risque déterminant dans le développement du cancer du sein, qui le développeront. De plus, celui-ci se produit très fréquemment chez les femmes non porteuses (en fait, une minorité des cancers du sein ont une cause génétique). La figure 1 présente aussi plusieurs points d'interrogation indiquant que l'étiologie du cancer est encore méconnue. Les recherches en cours et à venir permettront de clarifier l'influence de plusieurs de ces facteurs et d'en découvrir d'autres. Cela mènera à une meilleure compréhension globale du cancer.

Le stress cause-t-il le cancer ?

Il est donc difficile, voire impossible, d'établir les causes spécifiques d'un cancer. Parce qu'ils ont du mal à vivre avec une telle incertitude, beaucoup de patients auront tendance à continuer de chercher une cause à leur maladie.

En l'absence de cause médicale clairement identifiable, ce questionnement les amènera souvent à conclure à une origine psychologique, tel le stress. En effet, il n'est pas rare d'entendre des gens s'exprimer en ces termes : « Il peut bien avoir un cancer, stressé comme il est. » Plusieurs personnes atteintes sont portées à se demander si le stress ou un événement précis a pu déclencher leur maladie. Cette croyance[1] est alimentée par la publication de centaines de livres de psychologie populaire affirmant que la personne, par son attitude même, est responsable de son cancer.

Beaucoup de gens sont attirés par cette théorie car elle leur donne une impression de contrôle. Toutefois, celle-ci n'est pas sans présenter plusieurs effets secondaires négatifs, dont de forts sentiments de culpabilité (*C'est ma faute si j'ai un cancer*). Il est courant de rencontrer des personnes se sentant fautives d'avoir développé un cancer. Comme nous le verrons, la culpabilité est un sentiment fort désagréable qui peut mener à la dépression. De plus, cette théorie n'a encore jamais reçu d'appui scientifique.

L'hypothèse selon laquelle le stress ou les événements traumatiques causent le cancer a maintenant fait l'objet de dizaines d'études. Dans l'ensemble, celles-ci n'ont pas réussi à établir un lien clair entre le stress (ou tout autre facteur psychologique) et le développement du cancer. Lorsque l'on a comparé les personnes atteintes à d'autres personnes n'ayant jamais eu cette maladie, on a constaté que les premières n'avaient pas vécu davantage d'événements stressants. Quand un lien a été observé entre le stress (ou un autre facteur psychologique) et l'incidence du cancer, celui-ci était en grande partie explicable parce que les personnes stressées avaient davantage d'habitudes de vie malsaines

---

1. Une croyance est une idée que l'on croit être vraie et ce terme n'est pas utilisé dans ce texte de façon péjorative.

tel le tabagisme. Or, à lui seul, ce dernier peut expliquer le développement d'un cancer.

Le fait que plusieurs personnes parviennent à déterminer un ou des facteurs de stress ayant pu causer leur cancer serait plutôt dû à un phénomène appelé « biais de rappel ». Cela signifie qu'il est plus facile de se rappeler d'événements négatifs lorsque nous sommes perturbés émotionnellement (comme lorsque l'on reçoit un diagnostic de maladie chronique) que lorsque tout va bien. Par exemple, après avoir eu une querelle avec notre conjoint, nous aurons plus de facilité à nous souvenir de ses autres comportements désagréables. Par ailleurs, dans la vie trépidante caractérisant le XXIᵉ siècle, n'est-il pas extrêmement facile de se souvenir d'événements stressants survenus au cours des derniers mois, et ce, que l'on ait ou non un cancer ? Un dernier argument non négligeable est qu'une tumeur cancéreuse prend généralement plusieurs années à se développer et à devenir détectable par les moyens de dépistage disponibles. Il est donc très peu probable qu'un événement vécu peu de temps avant le diagnostic de cancer ait eu une quelconque influence sur son occurrence.

En somme, ce qui ressort clairement des études publiées jusqu'à présent est que le stress à lui seul ne peut expliquer l'apparition d'un cancer. Je vous entends répliquer qu'il est bien connu que le stress affecte le système immunitaire. Il est vrai que certaines variables psychologiques (stress, dépression) sont associées à une détérioration du fonctionnement immunitaire. Des travaux récents ont même montré une relation entre ces altérations et une vulnérabilité accrue aux infections respiratoires (comme le rhume) et un ralentissement du processus de guérison des blessures. Toutefois, il est loin d'être clair que ces changements immunitaires soient d'une amplitude assez grande ou d'une durée assez longue pour réellement influencer le développement initial ou la progression de maladies plus complexes comme le cancer. Encore plus important : seuls certains types de cancer isolés, dont ceux liés à des virus comme le cancer du col utérin associé au VPH et le sarcome de Kaposi lié au VIH, seraient véritablement influencés par le fonctionnement immunitaire. Ainsi, à l'heure actuelle, la plupart des chercheurs s'accordent à dire que si le stress ou tout autre facteur psychologique (traumatismes, émotions refoulées ou certains traits de personnalité) ont une influence sur le développement d'un cancer, cela demeure minime et doit être vu comme étant en interaction avec les autres facteurs de risque du cancer (figure 1, p. 17).

Les humains ont tendance à chercher une origine psychologique à une maladie dont les causes biologiques ne sont pas claires. Par exemple, les ulcères d'estomac ont longtemps été attribués au stress jusqu'à ce que l'on découvre, en 1994, que ceux-ci sont causés la plupart du temps par la présence d'une bactérie (*Helicobacter pylori*) et qu'ils peuvent être traités efficacement avec des antibiotiques. De la même façon, on a longtemps cru que l'asthme était uniquement dû à des causes psychologiques alors qu'il est maintenant reconnu qu'il s'agit d'une maladie ayant une forte composante génétique. Ainsi, ce n'est pas parce que la communauté médicale n'arrive pas encore à trouver une étiologie biologique à une maladie que cette dernière est forcément de nature psychologique. Il vaut mieux reconnaître que, malgré les progrès constants de la médecine moderne, certaines maladies demeurent encore difficiles à expliquer. C'est le cas du cancer.

Le pouvoir de la pensée guérit-il le cancer ?

Une autre croyance très répandue veut qu'un esprit combatif ou qu'une attitude positive augmenterait les chances de guérison du cancer. Si vous avez reçu un tel diagnostic, on vous a probablement déjà conseillé de rester positif, de demeurer combatif. Encore une fois, cette idée préconçue est entretenue par une panoplie de livres sur l'autoguérison aux titres plus accrocheurs les uns que les autres. Avoir du pouvoir sur le cours du cancer est, certes, une idée fort séduisante, surtout dans le contexte de la société actuelle qui valorise tant le contrôle personnel. De plus, la recherche médicale nous renseigne peu sur les facteurs qui pourraient influer sur une évolution plus favorable de la maladie, ce qui laisse place à toutes sortes de spéculations.

Les tenants de l'approche du pouvoir de la pensée citent en général des cas isolés pour appuyer leur théorie. Ils décriront par exemple le cas d'un homme à l'esprit combatif ayant survécu à un cancer bien qu'on lui ait annoncé qu'il n'avait plus qu'un mois à vivre. Ou encore celui d'une femme à l'attitude extrêmement négative et qui a connu une succession de récidives jusqu'à en mourir. En tant que psychologue clinicienne, j'ai moi-même été en contact avec de telles situations. Je me rappelle une patiente encore vivante aujourd'hui et ayant été traitée il y a près de 10 ans pour des métastases osseuses et cérébrales associées à un cancer du sein. Il aurait été facile pour moi de conclure à un effet miraculeux de mon intervention sur l'évolution du cancer de cette patiente. Toutefois, une telle déduction aurait été des plus malhonnêtes considérant que ce n'est pas le cas de tous les patients que j'ai suivis. En fait, j'ai certainement rencontré autant de patients positifs et combatifs connaissant une évolution défavorable de leur cancer que de patients expérimentant le contraire. De la même façon, ce ne sont pas tous mes patients ayant une attitude négative qui ont vu leur cancer progresser. En somme, on ne devrait pas accorder beaucoup de crédibilité aux théories s'appuyant uniquement sur des descriptions de cas particuliers car elles sont très sujettes à des biais (comme rapporter uniquement les cas qui confirment ladite théorie) et ne tiennent donc pas compte de l'ensemble de la réalité.

Les recherches scientifiques sont notre seul moyen de vérifier rigoureusement la validité d'une théorie. Plusieurs études ont été menées afin d'évaluer si une attitude combative ou d'autres facteurs psychologiques comme le stress ou la dépression ont une influence sur la progression du cancer. Malheureusement, celles-ci indiquent dans l'ensemble que l'attitude de la personne ou les symptômes psychologiques ressentis n'ont pas d'influence déterminante.

Des travaux empiriques ont aussi été effectués afin de savoir si la psychothérapie, visant une meilleure adaptation au cancer et une diminution de la détresse psychologique, pouvait aider à survivre à la maladie. Là encore, il ne semble pas que le fait de recevoir une psychothérapie soit associé à un meilleur pronostic malgré des résultats impressionnants publiés en 1989 par l'équipe du Dr David Spiegel, psychiatre à l'Université de Berkeley. Largement médiatisée depuis, cette étude a comparé la survie de femmes atteintes d'un cancer du sein métastatique qui avaient reçu une psychothérapie supportive-expressive (favorisant, entre autres, l'expression des émotions) d'une durée d'un an à celle de patientes n'ayant pas reçu cette intervention. Les résultats ont montré que les femmes ayant participé à cette psychothérapie avaient survécu en moyenne près de deux fois plus longtemps (36,6 mois contre 18,9 mois[1]). Malgré l'enthousiasme engendré par ces résultats, tant auprès de la population en général que

---

1. Spiegel, D., Bloom, J. R., Kraemer, H. C. & Gottheil, E. (1989). Effect of psychosocial treatment on survival of patients with metastatic breast cancer. *The Lancet*, 2, 888-891.

parmi les chercheurs en oncologie psychosociale, ces derniers ont rapidement convenu que ces observations se devaient d'être confirmées par d'autres études. Cet autre principe scientifique mérite une brève explication. En dépit de tous les efforts déployés pour mener une étude le plus sérieusement possible, il demeure envisageable que des résultats de recherche ne surviennent que par l'effet du hasard et ne reflètent donc pas un phénomène réel. C'est pourquoi toute découverte doit faire l'objet d'études additionnelles pour en confirmer la validité avant d'être considérée comme un fait établi.

Plusieurs études de réplication ont maintenant été conduites afin de confirmer l'augmentation du taux de survie observée par le Dr Spiegel et ses collaborateurs. Cependant, aucune d'entre elles n'a pu corroborer leurs résultats. Dans l'étude la plus rigoureuse à ce jour[1], aucune différence n'a été constatée parmi les 158 femmes atteintes d'un cancer du sein métastatique ayant reçu la psychothérapie (17,9 mois) et les 77 qui ne l'avaient pas reçue (17,6 mois), et ce, en dépit du fait que les cliniciens associés à cette recherche ont eu recours au même type de psychothérapie que dans la première recherche, et pour la même durée (un an), et qu'ils ont été formés et supervisés par le Dr Spiegel lui-même.

En somme, bien que plusieurs personnes atteintes de cancer défient les pronostics de leur médecin en survivant plus longtemps que prédit, le pouvoir de la pensée ou l'attitude de la personne n'y est pour rien. Mentionnons qu'estimer une durée de survie demeure encore un acte médical très approximatif et donc bien souvent inexact. Ainsi, tout comme il est difficile, toujours selon la recherche actuelle,

---

1. Goodwin, P. J., Leszcz, M., Ennis, M. *et al.* (2001). The effect of group psychosocial support on survival in metastatic breast cancer. *The New England Journal of Medicine, 345*, 1719-1726.

de savoir pourquoi le cancer est apparu chez une personne en particulier, il l'est tout autant d'expliquer les raisons pour lesquelles certaines personnes connaissent une évolution plus favorable que d'autres.

La tyrannie de la pensée positive

Comme pour la théorie postulant un lien entre le stress et l'apparition du cancer, la théorie du pouvoir de la pensée présente plusieurs effets indésirables. Bien que cette croyance puisse donner un sentiment de pouvoir à certaines personnes, pour plusieurs, elle fera plutôt vivre de graves perturbations émotionnelles.

> *Vincent est actuellement traité pour un cancer du poumon. Son cancer a été diagnostiqué à une phase avancée. Il se sent souvent triste et anxieux face à ce pronostic sombre. Il a lu plusieurs livres sur le pouvoir de la pensée et est convaincu que la tristesse et l'anxiété qu'il ressent nuiront à ses chances de guérison. Il se sent coupable de ne pas parvenir à garder une attitude positive : « Je suis incapable de demeurer positif. Il est donc certain que mon cancer m'emportera. » Il décide de consulter un psychologue dans le but d'augmenter ses chances de guérison.*

Comme l'illustre cet exemple, la « tyrannie de la pensée positive[1] » peut engendrer beaucoup d'émotions négatives

---

1. Expression utilisée par la D[re] Jimmie Holland, M.D., considérée comme la pionnière de la psycho-oncologie qui constitue le champ de recherche et de pratique s'intéressant aux aspects psychologiques du cancer. Holland, J. & Lewis, S. (2000). *The Human Side of Cancer : Living With Hope, Coping With Uncertainty*. New York : Harper-Collins Publishers.

dont un fort sentiment de culpabilité, car il est impossible pour une personne venant de recevoir un diagnostic de cancer et craignant pour sa vie d'être positive en tout temps. Le cancer est une maladie grave ayant de nombreuses conséquences sur la vie de la personne. Il est donc tout à fait normal de ressentir de la peur, de la tristesse et même de la colère. Comme le montre cet exemple, plus Vincent essaie d'être positif, moins il y parvient et plus il se sent anxieux et coupable. La figure 2 illustre bien le cercle vicieux de la pensée positive.

Figure 2. Cercle vicieux de la pensée positive

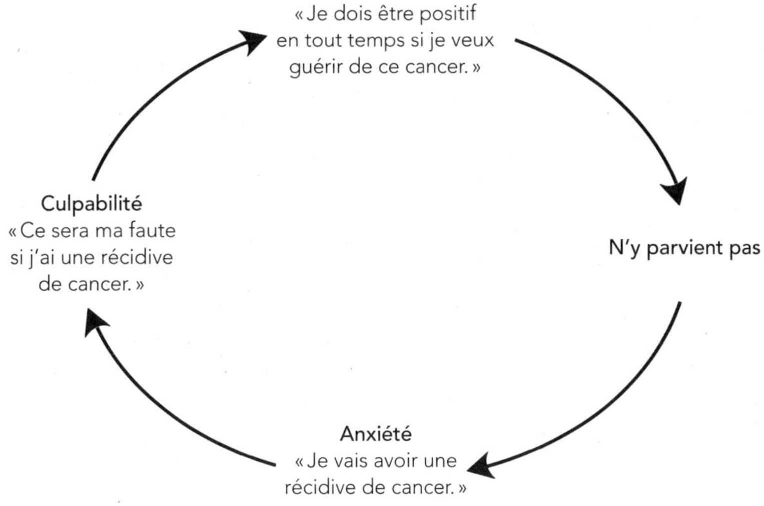

Le cas de Vincent est loin d'être une exception. J'ai rencontré plusieurs personnes vivant ce genre de perturbations émotionnelles et s'en remettant à la psychothérapie dans l'espoir que celle-ci les aide à guérir. Mon premier objectif est de leur faire prendre conscience de tous les effets négatifs associés au fait de croire au pouvoir de la pensée en décrivant le cercle vicieux de la pensée positive. Le deuxième objectif de mon travail vise à diminuer la force de cette croyance en divulgant aux patients, comme aux lecteurs de ce livre, les résultats des recherches disponibles à ce sujet. Enfin, je vise à amener les patients à changer leur objectif vis-à-vis de leur démarche de psychothérapie. En tant que psychologue, je n'ai pas le pouvoir de les guérir. Ainsi, au lieu de tabler sur la guérison du cancer, je leur suggère d'avoir pour objectif de diminuer leurs émotions négatives et, par conséquent, d'améliorer leur qualité de vie. Si vous avez acheté ce livre dans l'espoir qu'il vous aide à guérir, je vous invite également à plutôt viser de mieux vivre avec le cancer. En effet : même si le stress ou les autres facteurs psychologiques n'ont pas d'incidence marquante sur vos chances de survie, ces troubles émotionnels sont extrêmement désagréables et nuisent à votre qualité de vie. Ce faisant, vous verrez alors diminuer l'anxiété que vous ressentez par rapport à votre attitude mentale et briserez ainsi le cercle vicieux de la pensée positive.

Il faut également se pencher sur le sentiment d'obligation ressenti par plusieurs personnes quant au fait de trouver du positif à ce qui leur arrive ou à apprendre quelque chose de l'expérience du cancer. Il s'agit d'une autre manifestation de la tyrannie de la pensée positive pouvant engendrer de la détresse psychologique. Certains individus parviennent à trouver des avantages au fait d'avoir eu un cancer et à y trouver un sens (redéfinir leurs priorités), ce qui est très bien. Mais cela ne va pas de soi chez la majorité des gens. Personne ne souhaite avoir une maladie comme le cancer et il est tout à fait normal de continuer à penser qu'il aurait été préférable que cela ne se produise jamais. Plus important encore est le fait qu'il soit tout à fait possible de bien s'adapter au cancer sans nécessairement y percevoir du positif. Ce n'est donc pas un passage obligé.

Lunettes noires, roses ou claires ?

Si vous vivez des émotions dérangeantes depuis votre diagnostic ou vos traitements, il importe d'apprendre à les gérer. Il existe plusieurs approches pour diminuer les réactions émotionnelles négatives. Voyons d'abord si la pensée positive constitue une solution efficace.

Marie vient tout juste d'apprendre qu'elle a perdu son emploi après 15 ans de bons et loyaux services. Sa réaction à cette mauvaise nouvelle est très intense et l'amène à se demander ce qu'elle a fait de mal pour mériter ce traitement injuste ou encore à se dire que ses patrons sont vraiment ingrats de la traiter ainsi après tant d'années. Elle se demande si elle parviendra à se trouver un autre emploi et appréhende les conséquences que le chômage aura sur elle et sa famille sur le plan financier. « On s'en va droit vers la faillite ! »

Marie est très négative face à ce qui lui arrive, comme si elle percevait cette situation à travers des lunettes noires. Elle se sent frustrée et trahie par ses patrons, elle remet en doute sa capacité à se trouver un nouvel emploi et imagine le pire quant aux incidences de son congédiement sur la sécurité financière de sa famille. Elle ne voit aucun aspect positif à sa situation et se perçoit comme étant tout à fait incapable d'y faire face.

Le jour même de son congédiement, Marie appelle son amie Céline pour lui raconter ce qui vient de lui arriver. Pour lui remonter le moral, Céline tente d'amener Marie à regarder le côté positif des choses, à lui faire voir cette situation comme une bonne nouvelle plutôt qu'une mauvaise. Elle lui fait remarquer qu'il y a longtemps qu'elle n'est plus heureuse dans son travail et qu'il s'agit d'une excellente occasion pour elle de s'en trouver un à la hauteur de ses attentes et de ses compétences. Elle lui dit aussi que ce sont les patrons les pires car ce sont eux qui perdent une employée modèle. Elle affirme enfin que Marie se trouvera un autre emploi très rapidement et que tout ira bien.

Si nous reprenons l'analogie des lunettes, on pourrait dire que Céline encourage Marie à troquer ses lunettes noires contre des lunettes roses. À votre avis, et à la lumière de cet exemple, le mieux est-il de porter des lunettes noires ou roses ? Je suis certaine que vous êtes très tenté de me répondre que porter des lunettes roses est la meilleure attitude à adopter. En effet, l'exemple de Marie pourrait laisser croire que la pensée positive est nettement plus avantageuse que la pensée négative.

En réalité, la pensée positive n'est pas aussi efficace qu'il y paraît pour s'adapter aux situations négatives. Reprenons l'exemple de Marie, perturbée émotionnellement par son congédiement, et ce, même après sa conversation avec Céline. Pourquoi en est-il ainsi ? Parce qu'il lui est difficile de croire que cette situation se réglera si facilement. Marie a bien conscience qu'elle a 55 ans et qu'il est souvent plus difficile à cet âge de se trouver un emploi. Elle constate aussi que le marché de l'emploi est plutôt au ralenti en ce qui a trait au métier qu'elle exerce et qu'il se pourrait qu'elle doive accepter un travail moins rémunéré. Comme elle est monoparentale, ses craintes quant à la sécurité financière de sa famille lui paraissent bien légitimes. Ainsi, après sa conversation avec Céline, Marie a vite retrouvé ses lunettes noires et, par conséquent, ses pensées négatives. Voilà le problème principal des lunettes roses : comme il est difficile de croire à toutes ces pensées positives, on aura tendance à revenir rapidement à nos pensées négatives. La vie n'est pas un conte de fées et les situations difficiles ne se règlent pas à coups de baguette magique.

Les pensées négatives et positives ne sont pas deux entités distinctes comme l'exemple précédent le suggère. C'est d'ailleurs cette perception dichotomique qui fait que les gens oscillent souvent entre les deux. Une situation donnée nous amène à entretenir des pensées négatives provoquant toutes sortes d'émotions négatives (voir chapitre 3). Pour diminuer l'inconfort, nous tentons de les remplacer par des pensées positives. Par la suite, comme il est difficile de croire à toutes ces pensées positives, la seule alternative est de revenir à nos pensées négatives initiales, nous laissant ainsi très perturbés émotionnellement.

En réalité, les pensées négatives et les pensées positives se situent plutôt aux deux extrêmes d'un même continuum, c'est-à-dire qu'elles se distribuent sur une même ligne continue.

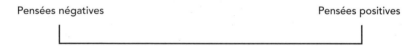

Cela signifie qu'il existe une alternative à ces deux extrêmes, située au milieu de ce continuum : la pensée réaliste. En reprenant l'analogie des lunettes, nous pourrions dire que la pensée réaliste correspond à porter des lunettes claires. La pensée réaliste, c'est voir la situation telle qu'elle est, tant avec ses aspects négatifs que positifs. Reprenons maintenant l'exemple de Marie. Nous avons vu que son attitude oscillait entre les pensées négatives (perturbantes) et les pensées positives (difficiles à croire). Avec des lunettes claires, soit en adoptant une perception plus réaliste, Marie pourrait en même temps reconnaître que cette situation est vraiment décevante et frustrante (dans un monde idéal, elle aurait voulu garder son emploi jusqu'à sa retraite), tout en la percevant comme un défi (*Je peux surmonter cette difficulté*). Elle pourrait aussi juger plus difficile de trouver un emploi à son âge (selon les statistiques), tout en identifiant ses forces personnelles et la valeur même de son expérience de travail, augmentant au contraire ses chances d'en trouver un nouveau. Elle pourrait reconnaître la menace réelle de ce qui lui arrive pour la sécurité financière de sa famille tout en se souvenant qu'elle bénéficiera de prestations de chômage un certain temps, qu'elle se trouvera vraisemblablement un travail d'ici là et que, au pire, elle pourra en accepter un, temporairement, convenant moins à son expertise et à ses attentes.

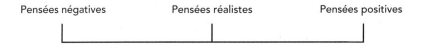

Pensées négatives   Pensées réalistes   Pensées positives

Comme cet exemple le démontre, la pensée réaliste permet de sortir de l'impasse dans laquelle peut nous plonger l'alternance des pensées négatives et positives. Elle permet de voir la situation de façon plus nuancée, en considérant les deux côtés de la médaille. Voyons maintenant comment la pensée réaliste peut être bénéfique chez les personnes atteintes de cancer.

La pensée réaliste et le cancer

Louise vient de terminer ses traitements contre un cancer de l'ovaire. Comme celui-ci a été détecté de façon fortuite, à une phase très précoce, son pronostic est excellent. En fait, son oncologue lui a dit qu'elle avait au moins 95 % de chances de guérir. Malgré cela, Louise

est certaine qu'elle aura une récidive et qu'elle en mourra, laissant ainsi ses enfants sans mère. Louise se sent anxieuse, déprimée et découragée.

De toute évidence, Louise perçoit sa situation à travers des lunettes noires. Elle ne semble pas saisir que la probabilité de guérir est beaucoup plus élevée que la probabilité d'une récidive. Elle semble même croire que, si elle avait une récidive, cette dernière serait nécessairement mortelle. Une solution possible pour que Louise se sente mieux émotionnellement consisterait à recourir à la pensée positive. Elle pourrait alors tenter de se convaincre qu'une récidive ne peut pas lui arriver. Elle a toujours eu de la chance, pourquoi cela changerait-il ? Louise pourrait aussi se dire qu'il est certain qu'elle verra grandir ses enfants et même naître ses petits-enfants. Encore une fois, bien que cette approche soit séduisante (qui n'aime pas les histoires qui finissent bien ?), il est fort possible que Louise ne parvienne pas à croire à ces pensées positives ou qu'elle y croit seulement sporadiquement, le temps pour les pensées négatives de revenir avec autant sinon plus de force. Et pourquoi ça ? Parce qu'il est inévitable qu'un jour ou l'autre Louise remette en question cette vision exagérément optimiste de son avenir. Qu'elle reconnaisse que les épreuves n'arrivent pas toujours qu'aux autres. En effet, en quoi est-elle si spéciale pour que rien de mal ne puisse jamais lui arriver ?

Mais, me demanderez-vous, l'espoir n'est-il pas essentiel pour surmonter le cancer ? La réponse à cette question est oui, sans aucun doute ! Toutefois, pour garder l'espoir, il n'est ni nécessaire, ni même souhaitable, de porter des lunettes roses. Il suffit simplement de porter des lunettes claires et de voir la réalité telle qu'elle est, sans en amplifier les aspects négatifs ni adopter un optimisme aveugle. Nous nommerons cela l'optimisme réaliste, qui consiste à percevoir les risques réels d'une situation et les différents scénarios possibles, tout en espérant que le meilleur survienne. C'est également la façon la plus efficace de s'adapter au cancer et nous verrons comment tout au long de ce livre !

En résumé, nous avons vu que le cancer est une maladie très fréquente. Bien que plusieurs personnes l'associent à une sentence de mort, en réalité, une proportion de plus en plus élevée de personnes y survit. Nous avons aussi abordé des idées préconçues très répandues comme celle voulant que le stress ou les traumatismes causent le cancer et que la personne atteinte soit responsable de sa guérison. Or, selon la recherche, ces croyances sont sans fondement. Les avantages de viser, dans votre démarche personnelle, une meilleure adaptation au cancer et une meilleure qualité de vie, plutôt que la survie, ont également été mis de l'avant. Enfin, nous avons décrit les désavantages de la pensée positive, ainsi que les raisons pour lesquelles la pensée réaliste ou l'optimisme réaliste constitue une bien meilleure stratégie pour s'adapter au cancer.

Chapitre 2

L'influence des pensées
et des comportements

Bien que le cancer soit universellement reconnu comme
une expérience de vie négative, tout le monde n'y réagit
pas de la même façon. Certains facteurs expliquent en partie ces différences : l'âge de la personne atteinte, ses antécédents de troubles psychologiques et les caractéristiques de
son cancer. Malgré le rôle indéniable joué par ces variables, j'expliquerai que c'est la façon dont la personne interprète son cancer, en d'autres mots le type de lunettes qu'elle
porte, et les comportements qu'elle adoptera qui exerce-
ront le plus d'influence sur le niveau de détresse psychologique ressenti face à cette situation. Les fondements théo-
riques et scientifiques de la thérapie cognitive, la forme de
psychothérapie préconisée dans ce livre, visant à la fois des
changements cognitifs et comportementaux, seront ensuite
décrits. Enfin, quelques conseils seront prodigués pour la
personne ayant besoin d'aide professionnelle et j'expliquerai quels critères devraient guider le choix d'un clinicien
compétent.

Différences individuelles et difficultés d'adaptation

Plusieurs chercheurs ont tenté d'établir les caractéristiques
associées au fait de réagir plus ou moins négativement à un
diagnostic de cancer. L'âge de l'individu est l'une d'elles.

De façon générale, les études montrent que les personnes plus jeunes manifestent davantage de détresse psychologique. Les écrits ne sont pas très clairs sur les raisons expliquant cet état de fait, mais quelques hypothèses peuvent être émises.

L'incidence du cancer augmente avec l'âge. Les gens s'attendent donc beaucoup moins à recevoir un tel diagnostic lorsqu'ils sont plus jeunes. Cela est sans compter le sentiment d'invulnérabilité propre à la jeunesse, en particulier chez les générations plus récentes. Le cancer arrive alors comme une totale surprise au beau milieu d'un cheminement de vie en général dominé par la carrière, la famille et les relations sociales. Du reste, les responsabilités, en particulier familiales, ne sont pas les mêmes à 40 ans qu'à 80. Recevoir un diagnostic de cancer lorsque les enfants sont encore petits est susceptible d'être beaucoup plus angoissant (*Laisserai-je mes enfants orphelins?*) que lorsqu'ils sont devenus des adultes indépendants. Les responsabilités professionnelles sont plus nombreuses chez un individu sur le marché de l'emploi qu'à la retraite. Il ne faut pas oublier non plus les implications financières, susceptibles d'être plus importantes à un jeune âge.

La présence d'antécédents psychologiques est un autre facteur qui augmente le risque de présenter des difficultés d'adaptation. Il existe plusieurs types de psychopathologies, dont certaines seront abordées dans ce livre. Toutes sont caractérisées par une constellation de symptômes affectant significativement le fonctionnement de la personne ou l'amenant à vivre de la détresse marquée[1]. Par exemple, une histoire de dépression majeure ou d'abus ou de dépen-

---

1. American Psychiatric Association (2003). *Manuel diagnostique et statistique des troubles mentaux* (4ᵉ édition, texte révisé). Washington, DC: American Psychiatric Association.

dance à l'alcool ou aux drogues prédispose les personnes à souffrir de ces mêmes troubles (ce qui constitue alors une rechute) ou d'autres types de psychopathologie lorsqu'un diagnostic de cancer survient.

Par ailleurs, le stade et le pronostic du cancer influencent considérablement la façon dont la personne composera avec la maladie. En général, les individus dont la maladie est à un stade plus avancé, et ayant donc un pronostic plus limité, vivront davantage de difficultés d'adaptation que ceux ayant de meilleures chances de guérison. Par exemple, il est bien démontré que les taux de dépression sont beaucoup plus élevés chez les patients atteints d'un cancer avancé ou en phase terminale que chez ceux ayant un cancer localisé.

Vous aurez constaté que je nuance mes affirmations en utilisant des termes comme « en général », « augmente le risque de ». En effet : les facteurs comme l'âge, les antécédents personnels de troubles psychologiques et le stade ou le pronostic du cancer n'expliquent pas à eux seuls le niveau de détresse émotionnelle. La réalité est beaucoup plus complexe. Ce ne sont pas toutes les jeunes personnes, ou toutes celles qui ont des antécédents de troubles psychologiques ou un cancer avancé qui manifesteront des difficultés d'adaptation. En fait, le facteur qui exercera le plus d'influence sur la réaction psychologique est la manière dont la personne percevra sa situation. Avec quel type de lunettes ? Roses, noires ou claires ?

La thérapie cognitive

L'idée selon laquelle nos perceptions constituent le facteur le plus important pour déterminer la nature et l'intensité de nos réactions émotionnelles nous vient de l'approche de thérapie cognitive-comportementale, une école de pensée née au début des années 1960. Bien que plusieurs auteurs aient développé leur propre modèle de thérapie cognitive-comportementale (comme la thérapie rationnelle émotive d'Albert Ellis), je me référerai surtout aux principes de thérapie cognitive du Dr Aaron T. Beck, psychiatre associé à l'Université de Pennsylvanie.

Comme beaucoup d'autres psychologues et psychiatres de son temps, le Dr Beck a été formé aux préceptes et à l'application de la psychanalyse. Déçu des résultats qu'il obtenait auprès de ses patients, et à la lumière de ses impressions cliniques et des données de recherche de cette époque, il formula sa propre conceptualisation de la psychopathologie et plusieurs stratégies d'intervention qu'il regroupa sous l'appellation « thérapie cognitive ». D'abord élaborée pour mieux comprendre et traiter la dépression, la thérapie cognitive se distinguait considérablement de la psychanalyse par le fait qu'elle se concentrait sur la résolution des problèmes du présent, plutôt que sur des conflits refoulés vécus dans l'enfance, et proposait par conséquent un traitement à court terme.

Depuis la première étude ayant démontré l'efficacité de la thérapie cognitive pour la dépression, des centaines d'autres ont conclu à son efficacité pour une variété de troubles psychologiques : autres troubles de l'humeur, troubles anxieux, troubles de la personnalité, troubles alimentaires, troubles psychotiques, de même que différentes conditions ayant une composante psychologique tels la douleur chronique, le syndrome de fatigue chronique et l'insomnie[1]. La thérapie cognitive est la forme de psychothérapie cumulant le plus d'appuis scientifiques à ce jour. La thérapie cognitive-comportementale, une famille de

---

1. Chaloult, L. (2008). *La thérapie cognitivo-comportementale : Théorie et pratique*. Montréal : Gaëtan Morin Éditeur.

psychothérapies plus large qui englobe la thérapie cognitive, fait également partie des formes de psychothérapie
ayant reçu le plus d'appuis pour diminuer la détresse psychologique associée au cancer[1].

Pourquoi accorder autant d'importance à ces démons-
trations scientifiques ? Parce qu'il peut devenir extrêmement
difficile de faire le bon choix parmi la panoplie d'approches
thérapeutiques offertes. Tous les livres publiés sur l'adaptation au cancer clament l'efficacité de leur approche. Il est
aisé de rapporter quelques cas cliniques de patients ayant
évolué favorablement pour appuyer ses dires. Mais qu'en
est-il des autres dont on ne parle pas ? Pour leur part, les
recherches scientifiques rapportent le cas de tous les patients, quelle que soit leur réaction au traitement. Plusieurs
précautions sont prises dans la préparation d'une étude clinique pour s'assurer que ses conclusions ne seront pas biai-
sées. En premier lieu, les chercheurs incluent dans leur étude
des personnes présentant diverses caractéristiques sociodé-
mographiques (âge, revenu, scolarité) et cliniques (sévérité
de la problématique). On ne sélectionne donc pas seulement les patients chez qui l'intervention est plus susceptible
d'être efficace. De plus, les chercheurs ont la plupart du
temps recours à un devis de recherche contrôlé et aléato-
risé. Cela signifie que l'effet du traitement évalué est comparé à celui d'un autre traitement ou à un groupe ne recevant pas le traitement (une condition placebo ou contrôle),
et que les participants sont répartis au hasard dans ces
différents groupes plutôt que sur la base de leur préférence

---

1. Compas, B. E., Haaga, D. A. F., Keefe, F. J., Leitenberg, H. &
Williams, D. A. (1998). Sampling of empirically supported psychological treatments from health psychology : smoking, chronic pain, cancer, and bulimia nervosa. *Journal of Consulting and Clinical Psychology, 66*, 89-112.

ou de celle des chercheurs. Le traitement sera déclaré efficace si l'amélioration est plus importante chez les personnes l'ayant reçu que chez celles ne l'ayant pas reçu. Ainsi, les études cliniques nous renseignent sur l'efficacité globale du traitement sur un large groupe d'individus plutôt que sur quelques cas triés sur le volet.

Le modèle cognitif des émotions

Sachant que cette approche est basée sur des preuves scientifiques, il convient maintenant d'expliquer la théorie soustendant la thérapie cognitive. Notre réaction aux événements change en fonction du type de pensées que nous entretenons, qu'elles soient négatives, positives ou réalistes. Le modèle cognitif des émotions va un peu plus loin : ce ne sont pas les événements en tant que tels qui provoquent des réactions négatives comme la tristesse, la colère ou l'anxiété, mais plutôt l'interprétation que nous en faisons. Imaginez que trois personnes sont prises dans le même bouchon de circulation. Il est 8 h 15. Toutes doivent arriver au bureau à 8 h 30 pour un rendez-vous important. Voici ce qu'on observerait si on pouvait lire dans leurs pensées :

> Yvon : « Ah non, je ne peux pas croire ce qui m'arrive ! Qui est l'idiot qui a eu un accident ce matin ? Qu'est-ce que les policiers attendent pour intervenir ? Ils ne se rendent pas compte que c'est l'heure de pointe ! »

> Martine : « Zut ! Je vais arriver en retard, c'est sûr. J'aurais donc dû me lever plus tôt. Mon patron va être en colère et il aura raison, car je ne suis pas fiable. Il va me congédier. »

> Bernard : « Bon, que se passe-t-il ce matin ? Il semble bien que je vais être en retard. Ce n'est pas très grave.

Je ne serai sûrement pas le seul à l'être. Les autres comprendront sûrement que je n'ai pas fait exprès. »

Comme nous le voyons, il existe plusieurs façons de réagir à un même événement. C'est donc la manière dont on perçoit et dont on interprète une situation, et non la situation elle-même, qui détermine la nature et la force de nos réactions émotionnelles. En remettant en question la compétence des policiers, Yvon ressentira énormément de colère et d'irritabilité. Martine se sentira très coupable de son retard et éprouvera une forte anxiété à l'idée d'un éventuel congédiement. Enfin, Bernard est celui qui vivra le moins d'émotions négatives car il dédramatise la situation. Il est déçu de son retard mais n'accuse personne (contrairement à Yvon), ne se culpabilise pas et n'amplifie pas les conséquences possibles (à la différence de Martine).

La figure 3 (ci-après) présente le modèle cognitif des émotions développé par le Dr Beck. Elle montre bien que ce sont nos pensées qui déterminent nos réactions. Nos pensées et nos croyances font partie d'une catégorie plus large appelée « cognitions », d'où le nom de l'approche et du modèle théorique. Les cognitions qui surgissent spontanément dans notre esprit lors d'une situation sont appelées pensées automatiques car elles sont soudaines. Brèves et percutantes, elles nous viennent à l'esprit sans avertissement. Elles se présentent si rapidement qu'elles peuvent donner l'impression d'être inconscientes. C'est ainsi qu'Yvon n'a pas eu à analyser la situation avant de conclure que le responsable de l'accident était un idiot. Les pensées automatiques sont souvent répétitives en ce sens que nous avons tendance à avoir le même genre de pensées et les mêmes réactions lorsque nous sommes confrontés à un même genre d'événement. C'est le cas de Martine, qui a tendance à culpabiliser et à redouter d'être congédiée chaque fois qu'elle fait une erreur au travail. Enfin, bien que les pensées automatiques soient souvent inexactes ou irrationnelles, elles nous semblent vraies. C'est pourquoi ni Yvon ni Martine n'ont pensé à douter de la validité de leurs interprétations ni à envisager une autre façon de percevoir la situation. Enfin, comme l'indique le modèle, les réactions négatives ne sont pas seulement émotionnelles; elles peuvent être comportementales et physiologiques. Par exemple, une personne fâchée pourra klaxonner, crier ou appuyer à fond sur l'accélérateur et manifester divers signes d'activation physiologique (sudation, augmentation du pouls et de la respiration).

Figure 3. Modèle cognitif des émotions

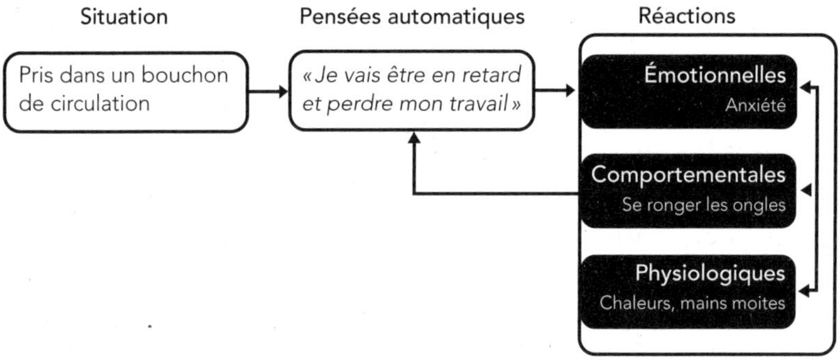

Figure traduite et adaptée avec la permission de l'auteur et de l'éditeur; Beck, J. S. (1995). *Cognitive Therapy: Basics and Beyond.* New York: Guilford Press.

Modèle cognitif et adaptation au cancer

Vous vous demandez peut-être comment tout cela s'applique au cancer. La réponse est bien simple. Comme pour tout autre stresseur que vous vivez, votre réaction au cancer sera principalement déterminée par votre interprétation.

Si vous portez des lunettes noires, vous ne verrez que les aspects négatifs de votre diagnostic et serez même enclin à les exagérer, soit à voir les choses plus sombres qu'elles ne le sont. Selon le type de vos pensées automatiques, vous vivrez une gamme tout aussi variée d'émotions négatives. Vous éprouverez de la colère si vous vous dites que la vie est injuste avec vous (*Pourquoi moi?*), un sentiment de culpabilité si vous vous blâmez face au développement de votre maladie (*C'est ma faute si j'ai le cancer, je n'ai pas assez pris soin de ma santé*), de l'impuissance si vous croyez n'avoir aucun contrôle sur ce qui vous arrive (*Il n'y a rien que je puisse faire face à cette situation*) ou, enfin, de la tristesse et de l'anxiété si vous êtes convaincu que l'issue de ce cancer est fatale (*Je vais mourir*). Puisque l'on entretient bien souvent plus d'un type de pensées automatiques par rapport à un même événement, on éprouvera une combinaison d'émotions.

Apprendre à penser différemment

Pourquoi, me demanderez-vous, certaines personnes interprètent-elles ce qui leur arrive plus négativement que d'autres? Pourquoi portent-elles d'emblée des lunettes noires? Toujours selon le Dr Beck, cela serait attribuable à un processus d'apprentissage datant de l'enfance. Dès notre plus jeune âge, nous apprenons à interpréter les situations de la même façon que nous apprenons à parler, à marcher ou à faire du vélo: en observant comment nos proches, en particulier nos parents, font ces choses. Si votre mère, votre père ou toute autre personne significative avait tendance à percevoir les aspects négatifs d'un événement, à les dramatiser, et à douter de pouvoir y faire face, vous serez porté à faire la même chose.

La bonne nouvelle est que vous pouvez apprendre à penser différemment. Le but de la thérapie cognitive est de vous enseigner, à l'aide de stratégies concrètes, à interpréter les événements qui vous arrivent de façon moins négative. En fait, elle vous amène à les percevoir de manière plus réaliste afin de diminuer l'intensité négative de vos réactions émotionnelles, comportementales ou physiologiques. L'objectif est donc de vous amener à remplacer vos lunettes noires par des lunettes claires. Lorsque nous traiterons de ces stratégies plus en détail, nous verrons comment les appliquer pour composer avec les différents types de difficultés le plus souvent associées au cancer.

Le rôle des comportements

Les pensées automatiques peuvent déclencher toutes sortes de réactions, incluant des comportements inappropriés. Toutefois, ce ne sont pas que des conséquences de nos pensées. Ces comportements peuvent aussi jouer un rôle dans notre façon de nous adapter à ce que nous vivons et, plus particulièrement, contribuer à la persistance des symptômes psychologiques. Par exemple, l'évitement contribue à maintenir l'anxiété. Même si cela peut paraître logique d'éviter ce qui nous fait peur, il est pourtant très néfaste pour une personne souffrant d'une phobie ou d'une peur excessive des chiens d'éviter tout contact avec eux. En effet, cette conduite d'évitement ne fera que confirmer que l'anxiété est fondée puisque la peur diminuera dès que la personne se sera éloignée d'un chien, ce qui perpétuera la peur qu'elle en a. De la même façon, la diminution du niveau d'activités ou l'évitement des contacts sociaux contribuent à la dépression. Dans la même veine, être inactif physiquement joue un grand rôle dans la persistance de la fatigue, alors que passer trop de temps au lit aggrave l'insomnie.

Par ailleurs, modifier certains comportements peut aussi nous aider à changer nos interprétations cognitives. Reprenons notre exemple de la phobie des chiens. L'exposition est reconnue comme étant le traitement le plus efficace pour traiter une phobie. Il s'agit d'amener la personne à s'exposer, généralement de façon graduelle, à la situation qu'elle craint. Ce faisant, elle ressentira de moins en moins d'anxiété à mesure qu'elle augmentera ses contacts avec les chiens. Cela résulte en grande partie d'un processus d'habituation (le premier saut en parachute fait nettement plus peur que le centième). Mais il s'explique aussi par le fait que, en s'exposant davantage aux chiens, la personne constatera que rien de fâcheux ne lui est arrivé. Elle pourra ainsi revoir sa conviction que les chiens sont dangereux.

Votre façon d'agir est également fondamentale dans votre adaptation au cancer. Aussi aurons-nous recours à des stratégies cognitives et comportementales pour vous aider à composer avec les difficultés psychologiques que vous éprouvez.

Consulter un professionnel de la santé mentale ?

L'intensité des symptômes psychologiques associés au cancer varie beaucoup d'une personne à l'autre. Les stratégies décrites dans ce livre s'appliquent à la fois aux symptômes légers, modérés et sévères. De plus en plus de travaux scientifiques montrent que la bibliothérapie (appliquer à soi-même des techniques d'intervention expliquées dans un livre) est efficace pour traiter divers problèmes psychologiques. Toutefois, il se pourrait que ce livre ne suffise pas à vous aider à atteindre vos objectifs, en particulier si vos symptômes sont très sévères ou s'ils affectent considérablement votre capacité de mener normalement vos activités (travail, loisirs, responsabilités familiales). Il faudrait alors envisager une psychothérapie plus formelle, voire un traitement pharmacologique. La présence d'idées de suicide récurrentes, notamment lorsqu'un plan précis est défini, indique clairement l'urgence de recourir à une aide professionnelle.

Choisir le professionnel en question peut relever du défi. Mon premier conseil serait d'en choisir un qui appartient à un ordre, comme un psychologue, un psychiatre ou un travailleur social. Il faut savoir que le titre de psychothérapeute n'est pas encore protégé au Québec. N'importe qui peut se réclamer de ce titre, peu importe son niveau d'expertise[1]. Or la psychothérapie est un acte complexe qui requiert une formation clinique poussée. Une ou deux formations de fin de semaine sont insuffisantes pour la pratiquer de façon compétente. Par exemple, un psychologue devra obtenir un doctorat en psychologie, soit au moins sept années d'études universitaires et au moins 2300 heures de formation clinique avant de pouvoir exercer. Aussi, avant d'accorder votre confiance à quelqu'un, assurez-vous que celui-ci la mérite !

Un autre point à surveiller est le domaine de spécialisation. Dans le meilleur des cas, vous souhaiterez consulter un spécialiste en oncologie psychosociale. Beaucoup de pensées automatiques au sujet du cancer sont inexactes ou carrément fausses. Un clinicien qui n'aurait pas de connaissances de base en oncologie aurait donc bien du mal à les

---

1. Le projet de loi 21 propose de mieux encadrer l'exercice de la psychothérapie en réservant l'utilisation du titre de psychothérapeute et l'exercice de cet acte aux médecins, psychologues et à certains autres membres d'ordres professionnels titulaires d'un permis de psychothérapeute. Les conditions d'obtention d'un tel permis restent à définir et c'est l'Ordre des psychologues du Québec qui sera responsable d'évaluer les candidatures et de délivrer les permis d'exercice. Au moment d'écrire ce livre, ce projet de loi venait tout juste d'être adopté par l'Assemblée nationale du Québec, mais il restait à en définir les modalités d'application.

reconnaître chez son patient et à les traiter adéquatement. Toutes les régions du Québec ne disposent pas de tels spécialistes. Aussi voudrez-vous sans doute consulter un professionnel détenant au moins une expertise dans l'évaluation et le traitement des conséquences psychologiques associées à une condition médicale, comme un psychologue de la santé ou spécialisé en médecine du comportement.

Enfin, si, comme je le suggère, vous pensez que la thérapie cognitive (ou cognitive-comportementale) est celle qu'il vous faut, vous pourrez orienter votre recherche en ce sens auprès de nombreux praticiens détenant cette expertise. Cette approche, fondée empiriquement, est en effet enseignée dans toutes les universités québécoises, et fait également l'objet de nombreuses formations continues pour les professionnels qui exercent déjà. N'hésitez pas à demander aux cliniciens de vous renseigner au sujet de leur formation et de leur niveau d'expérience en ce qui a trait à l'application de la thérapie cognitive (ou cognitive-comportementale).

Nous avons donc vu que toutes les personnes ne réagissent pas de la même façon à un diagnostic de cancer. Leur réaction pourra être influencée par l'âge, des antécédents de troubles psychologiques, ainsi que le stade et le pronostic de cancer. Selon le modèle cognitif, la manière dont la situation est perçue constitue le facteur exerçant le plus d'influence. Des travaux scientifiques ont bien démontré l'efficacité de la thérapie cognitive pour traiter toutes sortes de difficultés psychologiques, dont la dépression et l'anxiété couramment associées au cancer. Cette psychothérapie vise à diminuer nos réactions négatives en modifiant : 1) notre interprétation de ce que nous vivons, et ce, par l'adoption de pensées réalistes ; 2) nos comportements néfastes contribuant au développement et à la persistance de ces difficultés. Il est possible d'appliquer soi-même ces stratégies en suivant les conseils de ce livre. Toutefois, si vous constatez que vos efforts ne vous permettent pas d'atteindre vos objectifs, envisagez une aide professionnelle.

Chapitre 3

Reconnaître les pensées négatives
et les remplacer par des pensées réalistes

Ce ne sont pas les événements qui déterminent nos réactions émotionnelles, comportementales ou physiologiques, mais plutôt la manière dont nous les percevons. Ainsi, la signification que nous donnons aux situations est capitale. Une personne pourra se sentir offusquée qu'un ami la croise dans la rue sans la saluer (*Quel snob !*), alors que cela n'affectera pas une autre (*Il était perdu dans ses pensées et ne m'a pas vu*). Même le cancer pourra être interprété de différentes manières et engendrer diverses réactions. Certaines personnes ont une propension plus grande à percevoir les choses négativement. Mais, comme il s'agit d'un comportement acquis par apprentissage, il est possible d'apprendre à réagir autrement aux événements de la vie. Dans ce chapitre, nous aborderons la question de la restructuration cognitive, une stratégie concrète et très efficace pour remplacer nos pensées négatives par des pensées plus proches de la réalité.

Reconnaître les pensées négatives

La toute première étape de la restructuration cognitive consiste à reconnaître les pensées automatiques engendrant des réactions émotionnelles négatives. Pour ce faire, je vous suggère fortement d'utiliser la grille d'autoenregistrement des pensées, un outil développé par le Dr Beck. Cela facilitera grandement le travail de restructuration cognitive.

Autoenregistrement des pensées automatiques

Situation	Pensées négatives	Émotions (%)

Tableau traduit et adapté avec la permission de l'auteur et de l'éditeur; Beck, J. S. (1995). *Cognitive Therapy: Basics and Beyond*. New York: Guilford Press.

Dans la première colonne, déterminez brièvement la situation ou l'événement qui a causé des émotions négatives. Prenez soin de ne pas ajouter d'interprétations ou d'émotions. Tenez-vous-en aux faits. Il peut aussi s'agir d'un souvenir qui a resurgi (*Je repense à ma réunion d'aujourd'hui*; *Je songe à quel point mon père a été absent durant mon enfance*) ou encore de sensations physiques désagréables (*Je prends conscience que mon cœur bat très vite et que ma respiration est difficile*).

Dans la deuxième colonne, écrivez les pensées négatives qui vous sont venues à l'esprit au moment dudit événement ou lorsque vous avez commencé à ressentir des émotions désagréables. Comment avez-vous perçu ou interprété la situation? À cette étape, il faut éviter de se censurer, en affaiblissant le sens des mots par exemple, car il serait alors difficile de faire le lien entre votre discours interne et la force de vos émotions. Il faut aussi résister à la tentation d'écrire une litanie et plutôt rapporter les pensées automatiques comme elles sont venues, c'est-à-dire de manière brève et percutante. Il est fort possible que la situation que vous avez vécue entraîne plus d'une pensée négative. En fait, il est fréquent qu'une cognition irrationnelle en amène une autre, qui à son tour en entraîne une autre, formant ainsi un train de pensées allant d'une interprétation plutôt bénigne à une perception plus sombre. Il est donc crucial de préciser toutes vos pensées envers la situation, car c'est leur combinaison qui a déterminé la nature et l'ampleur de vos réactions émotionnelles. S'il vous est difficile de déterminer ces pensées, fermez les yeux et revivez la situation en imagination en la faisant évoluer lentement dans votre esprit du début à la fin, un peu comme si vous regardiez un film dans lequel vous jouez votre propre rôle. Prêtez alors attention au discours interne que cette reviviscence provoque en vous et prenez-le en note.

La troisième colonne sert à déterminer vos émotions. Avez-vous ressenti de l'anxiété, de la tristesse ou encore de la colère ou de la culpabilité ? Une situation étant souvent associée à plusieurs pensées négatives, elle nous amènera à vivre plus d'une émotion qu'il faudra déterminer. Il est également fondamental de préciser l'intensité de chaque émotion par un pourcentage, 100 % correspondant au niveau le plus intense. Cette liste pourra vous aider à mettre des mots sur ce que vous ressentez.

Liste d'émotions négatives

Anxiété, inquiétude, angoisse, peur, crainte, frayeur, appréhension	Déception, désappointement, désillusion, désenchantement
Surprise, étonnement, stupéfaction, consternation	Tristesse, peine, accablement, déprime
Gêne, honte	Désespoir, pessimisme
Impatience, agacement, contrariété, colère, frustration, rancœur	Impuissance
Confusion, désarroi	Apathie, indifférence

Rappelons l'exemple du bouchon de circulation (p. 38-39), et en particulier la réaction de Martine. Martine se sentait coupable de son retard et en craignait les conséquences

sur son emploi. Voici ce qu'elle aurait écrit si elle avait eu
à remplir cette grille.

Situation	Pensées négatives	Émotions (%)
Je suis prise dans un bouchon de circulation et j'ai un rendez-vous important dans 15 minutes.	« Je vais arriver en retard, c'est sûr. » « C'est ma faute, j'aurais dû me lever plus tôt. » « Mon patron va être en colère et il aura raison, car je ne suis pas fiable. » « Il va me congédier. »	Anxiété (90 %) Culpabilité (80 %)

Nous pouvons constater que Martine est passée d'une
pensée relativement anodine (*Je vais arriver en retard*) à
une autre très catastrophique (*Il va me congédier*). Nous
remarquons aussi qu'elle a ressenti un mélange d'émotions
très intenses malgré l'apparente banalité de la situation.

Afin de reconnaître les pensées automatiques à la base
de vos réactions désagréables, je vous suggère de recourir
à cette grille des pensées automatiques chaque fois que
vous ressentirez des émotions négatives. Au début, vous
trouverez peut-être difficile de déterminer vos pensées
exactes. Les émotions sont parfois tellement vives qu'il est
ardu d'analyser ce qui se passe exactement en soi. Par
ailleurs, il est souvent impossible de prendre un papier et
un crayon pour écrire nos pensées au moment même de la
situation. Vous pourrez alors attendre que l'émotion diminue ou un temps plus propice pour faire cet exercice.

Les différents types de lunettes noires

Toutes les pensées automatiques que nous entretenons se
regroupent en quelques grandes catégories de distorsions
cognitives. Ces pensées correspondent à différents types de
lunettes noires qui déforment notre façon de percevoir notre vie. Nos distorsions cognitives sont relativement stables
dans le temps, ce qui explique que notre interprétation

d'une situation sera souvent biaisée de la même manière. Voici une liste des distorsions cognitives les plus fréquentes[1] qui vous aidera à reconnaître les erreurs de logique que vous avez tendance à effectuer.

Le tout ou rien. Votre pensée n'est pas nuancée. Vous classez les choses en deux catégories : les bonnes et les mauvaises, le toujours et le jamais, le noir et le blanc. Exemples : « Mon mari ne m'écoute jamais. » ; « Le cancer est toujours mortel. »

La généralisation à outrance. À partir d'un seul événement, vous tirez des conclusions générales sur votre vie. Exemples : « Je n'ai pas obtenu cet emploi, je n'arriverai jamais à en trouver un qui me plaise. » ; « J'ai eu une mauvaise nouvelle lors de mon dernier rendez-vous avec mon oncologue, je suis certain que j'en aurai d'autres chaque fois. »

L'attention sélective. Vous prêtez attention à un détail négatif plutôt que de considérer la situation dans son ensemble. Exemples : « Mon patron m'a attribué une faible cote sur l'un des douze aspects de mon évaluation annuelle, il est insatisfait de moi. » ; « Mon médecin m'a dit que tous mes tests étaient normaux aujourd'hui, mais son air préoccupé m'indique que quelque chose ne va pas. »

Le rejet du positif. Vous êtes incapable de vous réjouir d'une bonne nouvelle ou d'un compliment. Pour vous, les événements positifs ne comptent pas. Exemples : « J'ai obtenu cet emploi, car ils n'ont pas trouvé mieux que moi. » ; « Mes examens ont révélé que la chimiothérapie avait réussi à faire disparaître mes métastases, mais cela ne dit pas pour combien de temps. »

---

1. Liste traduite et adaptée avec la permission de l'éditeur ; Burns, D. D. (1985). *Être bien dans sa peau.* Saint Lambert : Les Éditions Héritage.

Les raisonnements émotifs. Vous avez l'impression que quelque chose est vrai parce que vous le sentez ainsi. Exemples : « Je sais que je fais de bonnes choses avec ma fille, mais je sens quand même que je suis une mauvaise mère. » ; « Tous mes examens sont normaux, mais je sais que j'ai une récidive de cancer parce que je le sens. »

L'étiquetage. Vous vous apposez, ou encore à quelqu'un d'autre, une étiquette très négative. Exemples : « J'ai fait une fausse manœuvre au volant, je suis stupide. » ; « Mon médecin a mal répondu à mes questions ce matin, c'est un incompétent. »

L'exagération (dramatisation) et la minimisation. Vous amplifiez certaines situations (comme vos erreurs) et vous minimisez d'autres choses (comme vos qualités). Exemples : « J'ai fait une erreur au bureau, c'est carrément impardonnable » ; « Je suis une personne sans valeur depuis que j'ai le cancer. »

L'erreur de prévision. Vous prévoyez le pire sans tenir compte des scénarios les plus probables. Exemples : « Mon fils a de mauvais comportements à l'école, il deviendra un délinquant. » ; « Je n'arriverai jamais à m'adapter au cancer, je ne reviendrai jamais comme avant. »

La lecture des pensées d'autrui (ou l'interprétation indue). Vous croyez savoir ce que les autres pensent, sans mettre en doute votre propre interprétation. Exemples : « Mon collègue croit que je ne connais rien à ce sujet. » ; « L'infirmière pense que mes symptômes sont psychologiques. »

Les « dois » et les « devrais ». Vous avez des idées très rigides sur la façon dont vous ou les autres devriez agir, et vous exagérez les conséquences de ne pas se conformer à ces règles. Exemples : « Un médecin devrait être à l'écoute de ses patients pour être digne de confiance. » ; « Je devrais faire plus d'exercice, autrement, j'aurai une récidive. »

La personnalisation. Vous vous considérez comme le principal responsable d'un événement, sans retenir d'autres explications. Exemples : « C'est ma faute si ma fille est malheureuse en amour. » ; « C'est ma faute si j'ai le cancer, je n'ai pas assez pris soin de ma santé. »

Vous êtes-vous reconnu dans l'une ou plusieurs de ces distorsions cognitives ? Si oui, indiquez-le dans la grille suivante. Je vous invite aussi à établir les distorsions cognitives qui caractérisent les pensées négatives de Martine dans l'exemple que nous avons vu.

Exercice d'identification des distorsions cognitives

Distorsions cognitives que j'utilise souvent	Distorsions cognitives de Martine dans l'exemple du bouchon de circulation
_____	_____
_____	_____
_____	_____
_____	_____
_____	_____
_____	_____

Vous avez eu raison si vous avez indiqué que Martine a eu recours à l'étiquetage (*Je ne suis pas fiable*), à la personnalisation (*C'est ma faute*), à la dramatisation et à l'erreur de prévision (*Mon patron va être en colère et me congédier*). Il n'est toutefois pas essentiel de chercher LA bonne réponse puisqu'un chevauchement existe entre plusieurs de ces distorsions cognitives et qu'une panoplie de pensées est caractérisée par une combinaison de distorsions.

Néanmoins, l'identification des distorsions cognitives est très utile pour commencer un travail de restructuration cognitive, car, lorsque nous avons une idée de la façon dont notre interprétation est biaisée, il est plus facile de la modifier. Je vous suggère donc dès maintenant d'ajouter cette précision dans les grilles d'autoenregistrement de la manière suivante.

**Autoenregistrement des pensées automatiques
et des distorsions cognitives**

Situation	Pensées négatives (Identifiez les distorsions cognitives entre parenthèses)	Émotions (%)
Je suis prise dans un bouchon de circulation et j'ai un rendez-vous important dans 15 minutes.	« Je vais arriver en retard, c'est sûr. » (erreur de prévision)	Anxiété (90 %)
	« C'est ma faute, j'aurais dû me lever plus tôt. » (personnalisation)	Culpabilité (80 %)
	« Mon patron va être en colère et il aura raison, car je ne suis pas fiable. » (exagération, dramatisation, étiquetage)	
	« Il va me congédier. » (exagération, dramatisation, erreur de prévision)	

S'interroger sur la justesse de ses pensées

Vous savez désormais comment identifier vos pensées négatives et les distorsions cognitives qui les caractérisent. Maintenant il faut travailler plus directement sur les pensées automatiques et s'interroger sur leur validité et leur véracité afin d'en arriver à une interprétation plus réaliste.

La restructuration cognitive procède par un questionnement dit socratique. Cette méthode permet à la personne de mettre en doute la validité de ses interprétations. Il s'agit en fait d'adopter une attitude scientifique et de considérer ses perceptions comme des hypothèses à vérifier plutôt que comme des vérités absolues. Cette liste de questions clés vous aidera à vous interroger sur votre interprétation de ce qui vous arrive et à développer des perceptions plus réalistes.

*Liste des questions clés utiles
pour la restructuration cognitive*

1) Quelles sont les preuves que ma pensée est vraie ? Quelles sont les preuves que ma pensée est fausse ?
2) Cette pensée est-elle basée sur des faits ou uniquement sur ma perception ou une impression ?
3) Y a-t-il une explication plus probable ?
4) Quelle est la pire chose qui pourrait arriver dans cette situation et pourrais-je y faire face ? Quelle est la meilleure chose qui pourrait arriver ? Quelle est l'issue la plus probable ?
5) Comment une autre personne interpréterait-elle la même situation ?
6) Que dirais-je à un ami dans la même situation ?
7) Quels sont les avantages et les désavantages de cette pensée ? Est-elle utile ?
8) Est-ce que je me pose des questions sans réponse ?

Développer des pensées réalistes

Une fois que le questionnement socratique a permis de révéler que vos pensées sont erronées ou irréalistes, l'étape suivante consiste à développer des interprétations alternatives basées sur des faits. Vos réponses aux questions clés vous auront vraisemblablement déjà permis de reformuler vos pensées. Le but n'est pas de nier que vous vivez un moment difficile ni d'en trouver une interprétation exagérément positive. Il faut juste trouver l'interprétation la plus objective possible. Pour que cet exercice devienne encore plus concret, je vous invite à utiliser une version modifiée de la grille d'autoenregistrement des pensées négatives, appelée « grille de restructuration cognitive ». Il s'agit en fait de la même grille à laquelle deux colonnes ont été ajoutées. Vous pouvez désormais n'avoir recours qu'à cette grille en cinq colonnes qui vous permettra à la fois de reconnaître vos pensées négatives et de les changer.

Grille de restructuration cognitive

(Modèle de grille à reproduire en annexe, p. 266)

Situation	Pensées négatives (+ distorsions cognitives)	Émotions (%)	Pensées réalistes	Émotions (%)

Tableau traduit et adapté avec la permission de l'auteur et de l'éditeur ; Beck, J. S. (1995). *Cognitive Therapy: Basics and Beyond.* New York : Guilford Press.

Dans les trois premières colonnes, il faudra simplement inscrire les mêmes précisions que dans la grille d'autoenregistrement des pensées négatives. Dans la quatrième colonne, vous devrez indiquer des pensées alternatives, c'est-à-dire moins négatives et plus proches de la réalité. Ce pourront être vos réponses aux questions clés ou encore d'autres pensées qui vous sont venues en analysant de nouveau la situation. Enfin, dans la cinquième colonne, vous devrez réévaluer les émotions inscrites dans la troisième colonne en utilisant la même échelle variant de 0 % (absente) à 100 % (niveau le plus intense vécu). Comment vous sentez-vous maintenant que vous avez modifié votre interprétation ?

Vous saurez que vous avez réussi cet exercice lorsque l'intensité de vos émotions, en pourcentage, aura diminué de façon importante. Si vous êtes parvenu à une intensité de 0 %, félicitations ! Cela veut dire que vous avez complètement modifié votre interprétation. Cependant, il est inutile de viser à atteindre un tel résultat avec chaque émotion, car il est tout à fait normal de continuer à éprouver de la détresse ou de

Situation	Pensées négatives (+ distorsions cognitives)	Émotions (%)	Pensées réalistes	Émotions (%)
Je suis prise dans un bouchon de circulation et j'ai un rendez-vous important dans 15 minutes.	« Je vais arriver en retard, c'est sûr. » (erreur de prévision) « C'est ma faute, j'aurais dû me lever plus tôt. » (personnalisation) « Mon patron va être en colère et il aura raison, car je ne suis pas fiable. » (exagération, dramatisation, étiquetage) « Il va me congédier. » (exagération, dramatisation, erreur de prévision)	Anxiété (90 %) Culpabilité (80 %)	« Il n'est pas encore certain que j'arriverai en retard, il me reste encore 15 minutes pour arriver à l'heure. En plus, les réunions débutent souvent en retard. Je ne suis probablement pas la seule à être prise dans ce bouchon. » « Il est inutile de m'en vouloir pour ce retard, cela ne change rien. » « Il n'est pas certain que mon patron sera en colère, il n'a jamais réagi ainsi à mon endroit. Il est vraiment improbable qu'il me congédie pour une telle raison. Il m'a déjà dit apprécier beaucoup la qualité de mon travail. » « Il est faux de dire que je ne suis pas fiable ; c'est la première fois que cela m'arrive. » « Au pire, s'il est fâché et me congédie, j'arriverai à me trouver un autre emploi. »	Anxiété (20 %) Culpabilité (10 %)

l'inconfort dans des situations très difficiles. L'important est que les sentiments négatifs diminuent d'intensité de manière à moins affecter votre bien-être psychologique et votre capacité à fonctionner dans chaque sphère de votre vie.

Retrouvons Martine pour mieux illustrer la façon d'appliquer ces stratégies. Voici les questions clés que Martine a posées pour mettre en doute la validité de son interprétation. Les réponses, et donc les pensées plus réalistes, sont inscrites dans la quatrième colonne de la grille (p. 57).

1) Quelles sont les preuves que ma pensée est vraie ? Quelles sont les preuves que ma pensée est fausse ?
2) Y a-t-il une explication plus probable ?
3) Cette pensée est-elle utile ?
4) Quelle est la pire chose qui pourrait arriver et pourrais-je y faire face ? Quelle est la meilleure chose qui pourrait arriver ? Quelle est l'issue la plus probable ?

Comme dans cet exemple, vous aurez besoin de formuler plus d'une pensée alternative pour arriver à bien neutraliser l'effet de la pensée négative de départ et à diminuer l'intensité de vos émotions. En clinique, j'aime bien comparer ce processus à un combat de boxe dans lequel s'affrontent les pensées négatives et les pensées alternatives. Puisque les pensées négatives sont souvent très percutantes, comme les coups d'un boxeur très fort, il faudra plusieurs pensées réalistes pour les contrecarrer. Des pensées alternatives manquant de conviction n'auront qu'un effet mitigé sur votre état émotionnel, car elles ne parviendront pas à ébranler votre certitude que la pensée négative est l'interprétation la plus juste de la situation, de la même façon que de petits coups de poing mal ciblés ne parviendront pas à affaiblir un boxeur bien entraîné.

Si l'intensité de vos émotions n'a pas assez diminué après l'exercice de la grille de restructuration cognitive, c'est que vos pensées alternatives ne sont probablement pas assez convaincantes. Peut-être sont-elles exagérément positives et difficiles à croire (*Tout va bien aller, mon patron ne remarquera rien*)? Dans ce cas, il faudrait les remplacer par des pensées plus réalistes (c'est-à-dire plus au milieu du continuum; voir la figure au chapitre 1, p. 30). Peut-être avez-vous remplacé vos pensées négatives par d'autres interprétations négatives? Il est fréquent de voir des personnes soulever une série de «Oui mais...» lorsqu'elles entreprennent un travail de restructuration cognitive. Cela laisse ainsi la place à d'autres pensées négatives (*Oui, mais des congédiements déraisonnables, ça arrive tous les jours*) ou cela révèle des principes de vie (ou idées) plutôt rigides (*Oui, mais un employé fiable n'arrive jamais en retard*). Ces nouvelles cognitions devront à leur tour faire l'objet d'un travail de restructuration cognitive pour diminuer l'ampleur de la réaction émotionnelle. Enfin, il est possible que la restructuration cognitive ne permette pas d'obtenir le résultat escompté parce que vous avez tenté de faire l'exercice dans votre tête plutôt que par écrit. Bien que, avec la pratique, il devienne relativement facile de modifier mentalement ses pensées, il est généralement beaucoup plus efficace de le faire par écrit, surtout lorsque l'on commence cette démarche. Écrire évite que le combat entre les pensées négatives et les pensées alternatives s'éternise et finisse en un match nul parce qu'une pensée réaliste est immédiatement remplacée par une autre pensée négative. De plus, il est plus facile de vérifier si l'intensité des réactions émotionnelles a vraiment diminué lorsque nous prenons le temps de comparer, par écrit, les pourcentages obtenus avant et après avoir effectué la restructuration cognitive. En somme, le temps et l'effort que vous consacrerez à remplir la grille de restructuration cognitive seront largement récompensés par des progrès plus rapides et plus notables.

Je vous invite maintenant à faire un exercice complet de restructuration cognitive avec la grille en cinq colonnes en y inscrivant une situation qui vous a dérangé dernièrement. Pour l'instant, il serait sûrement plus facile d'en choisir une ne touchant pas le cancer, donc moins chargée émotionnellement. Au cours des prochains chapitres, nous verrons plus précisément comment utiliser la restructuration cognitive afin de composer avec diverses manifestations psychologiques associées au cancer.

En résumé, j'ai expliqué comment reconnaître les pensées négatives et les modifier à l'aide de la restructuration cognitive. Différentes stratégies ont été décrites dont l'identification des distorsions cognitives et l'utilisation de questions clés pour mettre en doute la validité des pensées négatives. L'importance de faire l'exercice par écrit, plutôt que mentalement (le temps que ce processus devienne plus automatique), a également été soulignée. La restructuration cognitive est utile pour faire face à toutes sortes de difficultés psychologiques. Avec le temps, vous constaterez qu'elle deviendra beaucoup plus facile à appliquer, et ce, dans tous les aspects de votre vie. Qui sait, votre capacité à remettre en question vos interprétations négatives et à les remplacer par des interprétations plus réalistes deviendra-t-elle peut-être même une seconde nature ?

Chapitre 4

La culpabilité et la dépression

La culpabilité et la dépression sont deux émotions fréquentes chez les personnes vivant avec un cancer et qui surviennent souvent de façon concomitante. J'aborderai d'abord la culpabilité et ses effets pour ensuite indiquer comment s'en débarrasser. Puis, je traiterai de la dépression : sa définition, sa prévalence et comment elle peut varier en sévérité d'une personne à l'autre. J'aborderai brièvement son traitement pharmacologique ainsi que l'activation comportementale, très efficace pour diminuer le sentiment dépressif. Enfin, j'expliquerai comment utiliser la restructuration cognitive pour modifier les pensées générant de la dépression et du désespoir telles que « La vie ne vaut plus la peine d'être vécue puisque j'ai un cancer » et « Je ne vaux plus rien depuis que j'ai un cancer ». Au fil du chapitre, vous verrez qu'il est possible de percevoir votre situation de façon plus optimiste, tout en demeurant réaliste.

La culpabilité, cette émotion sournoise !

Bien qu'aucune étude n'ait, à ma connaissance, évalué la prévalence de ce problème de manière systématique, la culpabilité est très fréquente chez les personnes atteintes de cancer. En effet, plusieurs d'entre elles croient que leurs comportements passés expliquent en grande partie l'apparition de cette maladie. Après l'annonce du diagnostic, un grand nombre de gens continuent de se sentir coupables pour toutes sortes de comportements pouvant avoir une incidence sur l'évolution de leur maladie, que ce soit le fait d'avoir des habitudes de vie néfastes (mauvaise alimentation, manque d'exercice, tabagisme, etc.) ou celui d'adopter une attitude parfois négative par rapport au cancer (*Je devrais être plus optimiste*). D'autres se blâmeront des conséquences négatives que leur état a, ou pourrait avoir, sur leurs proches (*Tout le monde souffre à cause de moi*), ou encore des répercussions sur leur propre fonctionnement (*Je n'arrive plus à faire quoi que ce soit*). Certaines personnes se sentiront fautives en ce qui a trait à diverses situations passées, comme de vieux conflits interpersonnels non réglés. Ceci est particulièrement vrai lorsque la personne a un pronostic limité et qu'il lui reste peu de temps pour se réconcilier avec ses proches (voir chapitre 9).

La culpabilité n'est pas un trouble psychologique en soi. Il s'agit plutôt d'un symptôme très courant non seulement chez les personnes atteintes de cancer, mais aussi parmi la population en général. Nous vivons en effet dans une société qui valorise la performance à tout prix. Qui ne s'est jamais blâmé de ne pas travailler suffisamment, de ne pas être assez performant ? De sa manière d'éduquer ses enfants ou de passer trop peu de temps avec eux ? De ne pas effectuer assez de tâches ménagères ? De ne pas s'occuper convenablement de ses parents âgés ?

Comme on le voit, la culpabilité est si omniprésente que nous en prenons plus ou moins conscience lorsqu'elle nous envahit. Pourquoi devrait-on s'en préoccuper si celle-ci est si commune ? Parce que cette émotion très dérangeante peut, à la longue, mener à la dépression. En effet, à force de se sentir fautif de tout ce qui arrive dans notre vie et dans celle des autres, on peut développer l'impression de ne pas valoir grand-chose. La culpabilité et la dévalorisation sont des symptômes importants de la dépression.

Quand est-il pertinent de se sentir coupable ?

Jamais ou, du moins, presque jamais ! D'abord il faut dire que c'est un sentiment complètement inutile. Contrairement aux idées reçues, l'entretenir ne nous aide pas à passer à l'action ou à modifier nos comportements. Combien de programmes de prévention ont utilisé la culpabilité comme moteur de changement, sans jamais obtenir les résultats escomptés. Que l'on pense aux publicités, montrant des accidents spectaculaires, qui incitent les jeunes à conduire moins vite, ou encore aux images et aux messages virulents figurant sur les paquets de cigarettes montrant les conséquences possibles du tabagisme sur la santé des fumeurs et de leur entourage. Toutes ces mesures présupposent qu'en augmentant le sentiment de culpabilité d'une personne, celle-ci sera plus motivée à changer sa façon de faire. Or, il n'en est rien. Ce n'est pas en regardant des poumons encrassés ou des dents jaunies que les fumeurs cesseront de fumer. De la même manière, la vue de corps ensanglantés ne fera pas qu'un jeune conduira moins vite. Du moins, pas uniquement.

Ainsi, si vous croyez que vous blâmer de ne pas faire d'exercice vous incitera à en faire, ou que vous sentir fautif de manger du fast-food vous motivera à changer vos habitudes alimentaires, vous faites fausse route. Le sentiment de culpabilité, bien au contraire, paralyse. Il installe plutôt un sentiment d'impuissance (*Je n'arrive pas à faire ce qu'il faut pour rester en santé*) empêchant de passer à l'action. En somme, plus vous vous sentez coupable d'un comportement, moins vous êtes susceptible de le changer.

Et si j'ai vraiment fait quelque chose de mal, objecterez-vous, n'est-il pas immoral de ne pas me sentir fautif ? Cette question m'amène à aborder la différence entre responsabilité et culpabilité. La responsabilité, c'est reconnaître que notre comportement a eu une influence sur le cours des choses, alors que la culpabilité, c'est s'accuser et se morfondre au sujet de l'effet de nos comportements sur nous-mêmes ou les autres.

Imaginons que Vincent a heurté accidentellement un enfant de sept ans avec sa voiture, et que cet enfant en est mort. Vincent ne devrait-il pas se sentir coupable ? N'est-ce pas terrible d'avoir tué un petit garçon, brisant du même coup la vie de ses parents et de toutes les autres personnes qui l'aimaient ? Je vous surprendrai peut-être en vous disant que, bien que ce soit un accident horrible, Vincent ne devrait pas pour autant se blâmer. Se sentir responsable, oui, car c'est bien lui qui tenait le volant lors de l'accident, mais pas se sentir coupable.

Imaginons maintenant que Réjean, membre d'un groupe de motards criminels, a assassiné un membre d'une faction adverse. Il avait bien prévu son plan et l'a exécuté de sang-froid. Ne devrait-il pas se sentir fautif d'avoir commis un acte aussi répréhensible ? Bien sûr que oui ! Non seulement devrait-il se sentir responsable, car c'est bien lui qui a commis ce meurtre, mais il devrait aussi se sentir coupable.

Quelle est la différence entre les deux situations ? L'intention. Même si cela implique la mort dans les deux cas, Vincent n'avait pas l'intention de tuer quelqu'un ce jour-là, alors que Réjean avait clairement cet objectif en tête. Nous ne devrions donc nous sentir coupables que lorsque nous avons intentionnellement fait quelque chose de mal. Étrangement, ce sont souvent les personnes qui devraient le plus se sentir coupables qui se disculpent le plus facilement. Les criminels sont très habiles à trouver des justifications à leurs agissements (*Ce n'est pas ma faute, c'est à cause de mon enfance* ou *C'est lui qui m'a provoqué*). Au contraire, la plupart d'entre nous avons tendance à nous sentir coupables de tout et de rien. Quel paradoxe!

« C'est ma faute si j'ai le cancer »

Voyons maintenant comment les personnes atteintes de cancer peuvent appliquer ces notions.

Sophie vient de recevoir un diagnostic de cancer du sein. Elle est complètement découragée. Elle se sent coupable d'avoir eu une mauvaise alimentation au cours de sa vie et d'avoir fait peu d'exercice physique, même si elle savait que ces habitudes de vie pouvaient augmenter le risque de maladies.

Marcel, un fumeur de 67 ans, vient d'apprendre qu'il a un cancer du poumon. Il est totalement anéanti. Il se sent coupable d'avoir fumé pendant plus de 40 ans et se dit que c'est sa faute s'il est malade aujourd'hui.

Selon ce que nous avons vu précédemment, qui de Sophie ou de Marcel devrait se sentir coupable? Bien que vous soyez probablement tenté de nommer Marcel, la réponse est: aucun des deux! D'abord, rappelons que le sentiment de culpabilité n'est d'aucune utilité. Il n'aidera ni Sophie à mieux s'alimenter et à faire plus d'activité physique ni Marcel à cesser de fumer. Entretenir ce sentiment ne fera que les rendre tous deux plus malheureux! Pour ce qui est du cas de Sophie, rappelons qu'il est loin d'être établi qu'une mauvaise alimentation et que la sédentarité aient un rôle majeur à jouer dans le développement du cancer du sein. Les déterminants les plus importants de ce type de cancer sont plutôt génétiques et hormonaux. Sophie n'a donc aucune raison de se sentir coupable ou responsable de son cancer.

Quant à Marcel, étant donné toutes les campagnes anti-tabac des dernières décennies, il savait fort bien que le tabagisme augmenterait son risque d'avoir un cancer du poumon. Pourquoi ne devrait-il donc pas se sentir coupable ? Parce qu'il n'a pas continué à fumer avec l'intention de développer un cancer du poumon. Par ailleurs, il est très difficile d'arrêter de fumer. Il est généralement admis que la nicotine engendre une dépendance quasiment aussi forte que celle associée à des drogues comme l'héroïne ou la cocaïne. Marcel avait déjà tenté de se sevrer, mais n'y était jamais parvenu malgré de courtes périodes d'arrêt. Il faut préciser que les fumeurs de longue date finissent par se forger une justification à toute épreuve en ce qui a trait à leur consommation de tabac (*Mon oncle a toujours fumé et il est mort à 95 ans*). De même, ils entretiennent souvent un sentiment d'invulnérabilité plus ou moins réaliste (*Ça ne m'arrivera pas à moi*). Enfin, il faut se rendre compte que, bien que le tabagisme soit une des causes établies du cancer du poumon, ce ne sont pas tous les fumeurs qui le développent et que cette maladie peut aussi survenir chez une personne non fumeuse. Il se pourrait donc que d'autres facteurs, difficiles à établir sur la base des connaissances médicales actuelles, aient pu jouer un rôle dans le développement de la condition médicale de Marcel. Bien sûr, il est en grande partie responsable de son cancer, mais il ne lui servirait à rien de se morfondre. Il ne peut rien changer au fait qu'il a fumé et qu'il est malade. Il doit maintenant regarder vers l'avant et orienter ses efforts vers ce qu'il peut changer pour mieux s'adapter au cancer et diminuer le risque de récidive. La grille de restructuration cognitive ci-contre reprend ces notions.

Comme on peut le voir, Marcel ressent d'abord un fort sentiment de culpabilité et de déprime. Cet exemple illustre à quel point la culpabilité est une émotion proche de la dépression. Plus précisément, la culpabilité constitue un terreau fertile pour le développement de la dépression.

Situation	Pensées négatives (+ distorsions cognitives)	Émotions (%)	Pensées réalistes	Émotions (%)
Marcel reçoit un diagnostic de cancer du poumon.	« C'est ma faute ; j'aurais dû arrêter de fumer. » (personnalisation)	Culpabilité (100 %) Déprime (100 %)	« Il est vrai que j'aurais dû arrêter de fumer, mais je n'ai pas fait exprès d'avoir ce cancer. » « Il ne sert à rien de me sentir coupable, cela ne change rien. » « Il vaut mieux que je pense à ce que je peux faire maintenant et à l'avenir pour mieux vivre avec ce cancer et diminuer le risque de récidive. »	Culpabilité (30 %) Déprime (20 %)

La dépression et le cancer

La dépression peut prendre plusieurs formes. Ses différents niveaux de sévérité se distribuent sur un continuum allant de la forme la plus bénigne à la plus sévère (voir figure 4).

Figure 4. Continuum de la dépression

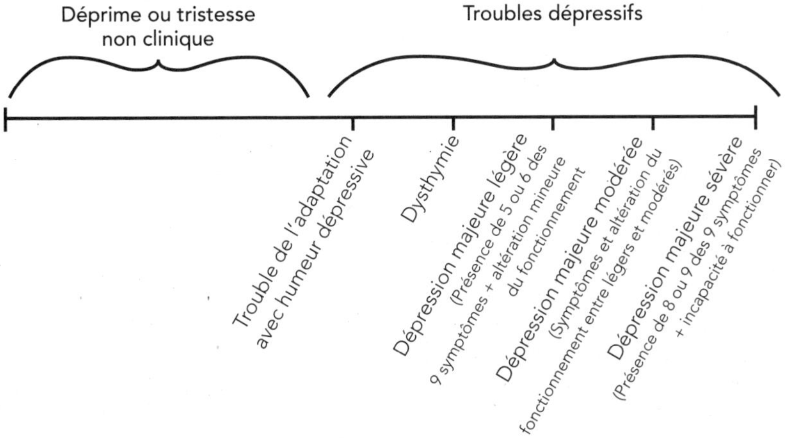

Déprime ou tristesse non clinique

Troubles dépressifs

Trouble de l'adaptation avec humeur dépressive

Dysthymie

Dépression majeure légère (Présence de 5 ou 6 des 9 symptômes + altération mineure du fonctionnement)

Dépression majeure modérée (Symptômes et altération du fonctionnement entre légers et modérés)

Dépression majeure sévère (Présence de 8 ou 9 des 9 symptômes + incapacité à fonctionner)

Il faut premièrement faire la distinction entre présenter des symptômes dépressifs et répondre aux critères diagnostiques d'un trouble dépressif. Un trouble dépressif est un syndrome constitué d'une constellation de symptômes. La forme la plus sévère est la dépression majeure.

Selon la version la plus récente du *Manuel diagnostique et statistique des troubles mentaux* (DSM-IV-TR[1]), la dépression majeure se caractérise principalement par:
1) une humeur dépressive (ou tristesse); et / ou
2) une diminution marquée d'intérêt ou de plaisir pour toutes ou presque toutes les activités.

Les autres symptômes de la dépression majeure sont:
3) perte ou gain de poids significatif non expliqué par un autre facteur (régime, maladie);
4) insomnie ou hypersomnie (c'est-à-dire dormir plus qu'à l'habitude);
5) se sentir agité ou, au contraire, ralenti;
6) fatigue ou perte d'énergie;
7) sentiment de dévalorisation ou de culpabilité excessive;
8) diminution de la capacité d'attention et de concentration (ou indécision);
9) idées suicidaires.

Pour recevoir un diagnostic de dépression majeure, la personne doit répondre au moins à cinq de ces critères (dont l'un des deux premiers) et ces symptômes doivent être présents presque toute la journée et tous les jours pendant une période d'au moins deux semaines.

---

1. American Psychiatric Association (2003). *Manuel diagnostique et statistique des troubles mentaux* (4ᵉ édition, texte révisé). Washington, DC: American Psychiatric Association.

La plupart des études montrent que les personnes atteintes de cancer ne sont pas plus enclines à souffrir de dépression majeure que la population en général. La prévalence de dépression majeure tournerait autour de 2 à 10 % chez les personnes atteintes de cancer, alors qu'elle varierait entre 5 % et 9 % chez les femmes et entre 2 % et 3 % chez les hommes de la population en général. Toutefois, les personnes atteintes de cancer sont nettement plus susceptibles de développer une forme moins sévère de trouble dépressif. En effet, selon certaines estimations, 24 % à 57 % d'entre elles souffrent de dépression mineure, dont la forme la plus fréquente est le trouble de l'adaptation avec humeur dépressive (ou avec une combinaison de symptômes dépressifs et anxieux[1]). Ce trouble se caractérise par des symptômes comme la tristesse et le désespoir, associés à une détresse psychologique marquée ou à une détérioration significative du fonctionnement sur le plan social et / ou professionnel. Ces symptômes se déclenchent en réaction à un événement stressant identifiable, survenu au cours des trois derniers mois. Le cancer est une maladie caractérisée par une succession d'événements stressants, en commençant par l'investigation initiale et le diagnostic. Ainsi, une personne pourra développer un trouble de l'adaptation avec humeur dépressive en réaction au diagnostic comme tel, mais également en ce qui a trait à d'autres événements stressants qui jalonneront son parcours, comme les traitements reçus (chirurgie, chimiothérapie, radiothérapie, hormonothérapie, greffe de moelle osseuse) ou encore l'annonce d'une récidive ou de la progression de la maladie.

---

1. Caplette-Gingras, A. & Savard, J. (2008). Depression in women with metastatic breast cancer : A review of the literature. *Palliative and Supportive Care, 6,* 377-387.

Les personnes atteintes peuvent également vivre des niveaux de déprime ou de tristesse plus légers qui ne répondent pas aux critères diagnostiques d'un trouble dépressif. Elles peuvent aussi ressentir fortement ces émotions mais de façon plus passagère. N'est-il pas normal de se sentir parfois déprimé ou triste lorsque l'on se sait atteint d'une maladie comme le cancer ? Il n'est pas non plus inhabituel de se sentir découragé par moments, car les traitements oncologiques s'échelonnent souvent sur plusieurs mois et occasionnent de nombreux effets secondaires dérangeants. Même une personne en parfaite santé ressentira de la tristesse ou du découragement de temps en temps.

Suis-je déprimé ?

Il existe plusieurs instruments pour évaluer la sévérité de la dépression et la pertinence d'une consultation pour ce problème. Les sept questions auxquelles je vous invite à répondre sont tirées de l'Échelle hospitalière d'anxiété et de dépression[1], un questionnaire spécialement conçu à l'intention de personnes atteintes d'une condition médicale.

---

1. L'Échelle hospitalière d'anxiété et de dépression est une traduction du Hospital Anxiety and Depression Scale qui a été validée par Savard, J., Laberge, B., Gauthier, J. G., Ivers, H. & Bergeron, M. G. (1998). Evaluating anxiety and depression in HIV-infected patients. *Journal of Personality Assessment, 71*, 349-367. La version originale anglaise a été développée par Zigmond, A. S. & Snaith, R. P. (1983). The Hospital Anxiety and Depression Scale. *Acta Psychiatrica Scandinavica, 67*, 361-370. Reproduite avec la permission de l'éditeur.

Sous-échelle de dépression de
l'Échelle hospitalière d'anxiété et de dépression

Pour les questions suivantes, encerclez le chiffre qui correspond le mieux à la manière dont vous vous êtes senti au cours de la dernière semaine.

1. Je prends encore plaisir aux choses que j'aimais avant:

0	1	2	3
Tout à fait autant	Pas tout à fait autant	Un peu seulement	Presque pas du tout

2. Je peux rire et voir le côté amusant des choses:

0	1	2	3
Autant que par le passé	Pas tout à fait autant que par le passé	Vraiment moins qu'avant	Plus du tout

3. Je me sens de bonne humeur:

3	2	1	0
Jamais	Pas souvent	Parfois	La plupart du temps

4. J'ai l'impression d'être au ralenti:

3	2	1	0
Presque toujours	Très souvent	Parfois	Pas du tout

5. Je ne m'intéresse plus à mon apparence:

3	2	1	0
Je ne m'y intéresse plus du tout	Je n'y accorde pas autant d'attention que je le devrais	Il se peut que je n'y fasse pas autant attention	J'y prête autant d'attention que par le passé

6. J'envisage les choses à venir avec plaisir:

0	1	2	3
Autant qu'avant	Plutôt moins qu'avant	Bien moins qu'avant	Presque jamais

7. Je peux prendre plaisir à un bon livre ou à une émission de radio ou de télévision:

0	1	2	3
Souvent	Parfois	Peu souvent	Très rarement

Calculez maintenant l'intensité de votre humeur dépressive en additionnant tous les chiffres correspondant à
vos réponses. Si vous avez obtenu une cote inférieure à
sept, votre humeur est considérée comme normale. Toutefois, si votre résultat est de sept ou plus, cela suggère la
présence possible d'un trouble dépressif. Néanmoins, un
tel questionnaire est insuffisant pour établir un diagnostic.
Une telle cote indique seulement qu'il serait pertinent de
consulter un médecin ou un professionnel de la santé mentale afin de recevoir une évaluation plus approfondie de
votre état psychologique et, le cas échéant, un traitement
approprié.

Les stratégies suggérées seront-elles suffisantes pour moi ?

L'efficacité des stratégies psychologiques qui vous seront
suggérées ci-après a particulièrement été démontrée pour
la dépression majeure légère et modérée et le trouble de
l'adaptation avec humeur dépressive (avec ou sans anxiété).
Toutefois, ces techniques peuvent également être d'une très
grande utilité pour les formes moins sévères de dépression
ou pour un sentiment dépressif passager. Comme nous
l'avons mentionné, il se pourrait que vous ayez besoin de
consulter un psychologue ou un autre professionnel de la
santé mentale pour vous aider à appliquer les stratégies
proposées ici ou d'autres approches psychothérapeutiques
pouvant s'avérer utiles pour vous.

Par ailleurs, si vous souffrez d'une dépression majeure
sévère, c'est-à-dire si vous répondez à la plupart des neuf
critères de dépression majeure et êtes incapable de travailler ou de prendre soin de vous-même ou de vos enfants,
il est absolument nécessaire de consulter un médecin (comme un médecin de famille ou un psychiatre) le plus rapidement possible.

De même, si vous avez de fortes idées suicidaires et que vous avez conçu un plan pour en finir, il est essentiel de vous rendre dans un service d'urgence hospitalière si une consultation immédiate avec votre médecin est impossible. Lorsque l'on a des idées de suicide aussi fortes, c'est parce que l'on ne voit plus de solutions à nos problèmes. Cette perception relève plus du désespoir que de la réalité. Recourir le plus rapidement possible à une aide professionnelle vous permettra de bien cerner les problèmes que vous avez et d'identifier les solutions que vous n'avez pas encore tentées, car il y en a, croyez-moi !

Si vous consultez un médecin, il est possible que celui-ci vous propose une médication antidépressive. L'efficacité des antidépresseurs est bien démontrée pour le traitement des troubles dépressifs. Votre médecin vous proposera probablement un antidépresseur de la seconde génération, les inhibiteurs sélectifs du recaptage de la sérotonine (ISRS), qui entraîne moins d'effets secondaires que les médications plus anciennes. Les ISRS incluent le citalopram (Celexa®), l'escitalopram (Cipralex®), la fluoxétine (Prozac®), la fluvoxamine (Luvox®), la paroxétine (Paxil®) et la sertraline (Zoloft®). D'autres médications récentes, mais ayant un autre mécanisme d'action, peuvent également ment constituer d'excellents choix : le buproprion (Wellbutrin®), la mirtazapine (Remeron®), la duloxetine (Cymbalta®) et la venlafaxine (Effexor®).

Toutefois, le choix d'un antidépresseur est très complexe et dépend de vos autres symptômes, des médicaments que vous consommez régulièrement et de vos antécédents de troubles psychologiques et d'utilisation de psychotropes. Par exemple, une personne souffrant à la fois de symptômes dépressifs et d'insomnie pourra recevoir de la mirtazapine qui a un effet bénéfique sur le sommeil.

Habituellement, un antidépresseur utilisé pour traiter un trouble dépressif sera prescrit pendant plusieurs mois afin de s'assurer que l'épisode dépressif soit bien terminé lors de l'arrêt de la médication et dans le but de diminuer les risques de rechute.

Plusieurs études démontrent que la thérapie cognitive est aussi efficace qu'un traitement pharmacologique pour traiter la dépression, et ce, même pour le trouble de dépression majeure sévère. Un avantage du traitement pharmacologique est qu'il apporte souvent des bénéfices plus rapides que la thérapie cognitive. Cependant, cette dernière a des effets positifs plus durables qu'une pharmacothérapie de courte durée. Toutefois, l'approche qui est souvent la plus efficace consiste à combiner la psychothérapie, telle la thérapie cognitive, et une médication antidépressive, en particulier pour les dépressions plus sévères. L'association de ces deux types de traitement permettrait de combiner leurs avantages respectifs.

Plusieurs personnes craignent les antidépresseurs, et surtout leurs effets secondaires. La peur de devenir un zombie et de devenir dépendant de ces substances est également très fréquente. Même s'il est vrai que les antidépresseurs comportent des effets indésirables (comme tout autre type de médication), ceux-ci sont beaucoup moins importants qu'auparavant. Il a été bien démontré que les antidépresseurs n'entraînent aucune dépendance physique. De plus, il n'y a aucune réaction de sevrage si on cesse de prendre ces médications progressivement, sous supervision médicale.

Enfin, nul ne risque de perdre la raison ou de voir sa personnalité changer sous l'effet des antidépresseurs. Il s'agit d'une fausse croyance largement véhiculée par des films relatant la façon dont la maladie mentale était traitée au début du XXe siècle.

L'activation comportementale

Une des caractéristiques de la dépression est la perte d'intérêt, chez la personne atteinte, pour des activités qu'elle avait l'habitude d'apprécier, que ce soit le travail, les loisirs ou les activités familiales et sociales. Avec le temps, la personne déprimée diminuera considérablement ses activités et aura de plus en plus tendance à s'isoler.

Malheureusement, ces comportements auront un effet très néfaste sur l'évolution de la dépression. Moins la personne sera active, moins elle aura d'occasions de vivre des expériences agréables susceptibles d'améliorer son humeur. De la même façon, plus elle s'isolera, moins elle pourra bénéficier du soutien des autres et profiter du plaisir associé aux rencontres sociales pouvant contribuer à amoindrir son sentiment dépressif. À plus ou moins longue échéance, elle pourra remettre en question sa valeur personnelle, voire conclure que la vie ne vaut plus la peine d'être vécue, contribuant ainsi à aggraver sa dépression.

La première stratégie à adopter si vous souffrez de dépression est de reprendre les activités que vous avez laissées tomber progressivement. Je vous entends déjà répliquer que c'est impossible puisque vous n'avez plus du tout le goût de faire toutes ces choses.

Cette réponse suggère que vous croyez que la motivation doit précéder l'action, une idée préconçue fort répandue dans notre société. Avez-vous déjà entrepris un programme d'exercice pour ensuite l'abandonner car cela ne vous tentait plus ? N'avons-nous pas tendance à croire que les athlètes sont des personnes très motivées pour en arriver à s'entraîner aussi rigoureusement jusqu'à atteindre des sommets de performance ?

Si l'idée selon laquelle la motivation doit précéder l'action est vraie, l'on doit alors se demander d'où la motivation vient. Naissons-nous avec un tel trait de caractère? Non, pas du tout! Il s'agit d'un facteur dynamique influencé par ce que nous faisons. L'action ne suit pas la motivation, elle la précède. Plus on fait une chose et plus on a envie de la faire.

Je lisais récemment dans un magazine une interview avec des athlètes olympiques. Ceux-ci confiaient ne pas trop savoir pourquoi ils étaient aussi stimulés par leur discipline sportive ni comment ils parvenaient à se lever chaque jour à 5 h du matin pour aller s'entraîner même s'ils n'en avaient pas toujours envie. Ils disaient avoir des idéaux très élevés face à leur performance et avoir toujours voulu être les meilleurs mais, surtout, ils mentionnaient que le truc était de ne pas se poser de questions et d'y aller, tout simplement!

La figure 5 présente une démonstration convaincante qu'il suffit de passer à l'action pour devenir motivé.

Figure 5. La motivation suit l'action

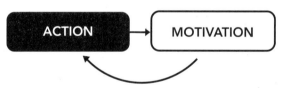

En passant à l'action, on devient plus motivé,
ce qui à son tour nous incitera à passer encore davantage à l'action

Le même principe s'applique aux personnes déprimées. Il faut donc cesser d'attendre la motivation, car elle n'apparaîtra pas miraculeusement, et, plutôt, passer à l'action. Voici comment le faire en deux étapes faciles!

Première étape – Autoenregistrement des activités

La première étape consiste à inscrire dans la grille suivante les activités effectuées durant la semaine et la façon dont votre humeur et votre niveau de plaisir ont varié en fonction de celles-ci. Dans la première colonne, indiquez toutes vos activités de la journée, en incluant les occupations plus passives comme se reposer, lire, écouter la télévision et même ne rien faire. Ensuite, évaluez le niveau de déprime et de plaisir que vous avez ressenti durant chacune de ces activités, en leur attribuant un chiffre de 0 % à 100 %, 100 correspondant au plus haut niveau de déprime ou de plaisir vécu.

Grille d'autoenregistrement des activités

Heure	Activités réalisées	Déprime (%)	Plaisir (%)
8 h			
9 h			
10 h			
11 h			
12 h			
13 h			
14 h			
15 h			
16 h			
17 h			
18 h			
19 h			
20 h			
21 h			
22 h			
23 h			

Grille traduite et adaptée avec la permission de l'éditeur ; Burns, D. D. (1985). *Être bien dans sa peau*. Saint-Lambert : Les Éditions Héritage.

Voici un exemple illustrant comment utiliser cette grille.

Annie vient d'entreprendre une psychothérapie pour lutter contre sa dépression. À la suite des recommandations de son psychologue, elle a rempli une grille d'auto-enregistrement des activités qu'elle a effectuées dans la journée d'hier.

Heure	Activités réalisées	Déprime (%)	Plaisir (%)
8 h			
9 h	Lever	100 %	0 %
10 h	Me prépare à aller skier	100 %	0 %
11 h	Ski	20 %	70 %
12 h	Ski	20 %	70 %
13 h	Dîne avec des amis au chalet	35 %	60 %
14 h	Retour à la maison		
15 h	Télé	70 %	20 %
16 h	Télé	70 %	10 %
17 h	Cuisine	40 %	60 %
18 h	Mange seule	70 %	10 %
19 h	Télé	70 %	15 %
20 h	Appelle une amie (30 min)	40 %	50 %
21 h	Télé	80 %	5 %
22 h	Coucher		
23 h			

Que remarquez-vous dans cet exemple ? Dans quel genre d'activités retrouve-t-on les plus hauts niveaux de déprime ? À l'inverse, quelles sont celles associées à un niveau plus élevé de plaisir ? Comme vous pouvez le constater, les moments où Annie a ressenti le plus de plaisir et le moins de déprime sont clairement ceux où elle a été la plus occupée (en skiant, en cuisinant) ou encore lorsqu'elle avait des contacts sociaux, que ce soit en face à face (au chalet) ou lors d'une conversation téléphonique avec une amie. Dans cet exemple, nous voyons aussi qu'Annie appréhende la sortie de ski comme en témoigne son niveau de déprime de 100 % et de plaisir de 0 % au moment de se préparer à y aller. Cette anticipation négative est très caractéristique des personnes déprimées. Elles ont tendance à prédire que les activités prévues ne seront pas plaisantes, ce qui les amène très souvent à les annuler à la dernière minute. Nous remarquons aussi qu'écouter la télévision devient de moins en moins agréable pour Annie à mesure que la soirée avance.

Je vous invite maintenant à remplir la grille d'autoenregistrement des activités chaque jour pendant au moins une semaine. Faites ensuite la même analyse que nous venons de faire pour Annie. Quels sont les moments où vous avez ressenti le plus de déprime et le moins de plaisir ? Inversement, quelles activités étaient associées à une meilleure humeur et à plus de plaisir ?

Deuxième étape – Planification d'activités plaisantes

Remplir cette grille d'autoenregistrement des activités vous aura vraisemblablement permis de constater que, comme Annie, vous vous sentez mieux lorsque vous êtes plus actif et avec d'autres. Si c'est le cas, cela indique que vous auriez tout avantage à regarnir votre emploi du temps si vous souhaitez améliorer votre humeur. Mais par où commencer ? Faites d'abord une liste des activités à privilégier et à éviter. À l'aide de la grille suivante, identifiez les occupations que vous savez déjà bénéfiques pour vous en vous basant sur l'exercice précédent ou des expériences antérieures. Soyez également créatif et ajoutez des activités que vous avez toujours rêvé de faire ou encore réintégrez celles que vous avez abandonnées avec le temps, mais que vous trouviez agréables autrefois. Assurez-vous aussi d'inclure des occupations qui vous donnent un sentiment d'accomplissement (comme réussir une recette élaborée ou une réalisation artistique), qui peuvent aussi avoir un effet très positif sur votre humeur. Il n'est pas nécessaire que ces activités sortent toujours de l'ordinaire. Il peut être très agréable de lire un roman palpitant dans un café ou de prendre un bain chaud avec des bougies. L'important est de choisir des activités qui vous plaisent. Il serait également utile d'identifier les activités non souhaitables, soit celles qui entretiennent votre sentiment de déprime, vous donnent peu ou pas du tout de satisfaction, comme rester inoccupé.

Liste des activités

Activités à privilégier	Activités à éviter

Comment faire pour augmenter vos activités? La réponse est très simple: planifiez-les d'avance et faites-les sans vous poser de questions! En programmant les activités de votre semaine, vous augmenterez les chances de réellement les faire. Voici une nouvelle grille, très semblable à la grille d'autoenregistrement des activités, sauf que celle-ci dispose d'une colonne pour la planification de votre emploi du temps. Prenez le soin d'indiquer si vous avez effectué ou non chaque activité prévue et, si oui, le niveau de déprime et de plaisir réellement ressentis.

Horaire des activités

Heure	Activités planifiées	Activités réalisées	Déprime (%)	Plaisir (%)
8 h				
9 h				
10 h				
11 h				
12 h				
13 h				
14 h				
15 h				
16 h				
17 h				
18 h				
19 h				
20 h				
21 h				
22 h				
23 h				

Tableau traduit et adapté avec la permission de l'éditeur; Burns, D. D. (1985). *Être bien dans sa peau*. Saint-Lambert: Les Éditions Héritage.

Vous devrez considérer ces choix comme des engagements et éviter de les remettre en question le moment venu. Un peu comme un professionnel à l'agenda rempli de rendez-vous ou un athlète qui doit respecter un programme d'entraînement très régulier, vous devrez faire ce qui est inscrit à votre horaire sans vous poser de questions sur votre niveau d'énergie, votre motivation, les obstacles possibles ou encore la probabilité que vous en retiriez du plaisir. Que faire si le cœur n'y est pas ? D'abord, rappelez-vous que la motivation suit l'action, puis dites-vous que vous ne pouvez pas savoir à l'avance si une activité sera agréable ou non. Il faut l'essayer. Ne vous est-il pas déjà arrivé de partir pour une soirée en vous disant que celle-ci serait ennuyeuse (*Je ne devrais pas y aller, je ne connais pas bien ces personnes*) et d'être finalement agréablement surpris du plaisir qu'elle vous a procuré ? Dans la plupart des cas, vous vous rendrez compte que l'activité vous donnera plus de satisfaction que vous ne l'auriez cru. Bien entendu, des contretemps peuvent vous empêcher de vous conformer à votre planification. Dans ce cas, ne renoncez pas et remplacez l'activité prévue par ce qu'il vous sera possible d'accomplir ce jour-là.

Le nombre d'activités à programmer dans votre semaine dépend de votre emploi du temps actuel et de votre niveau d'énergie initial. Si vous êtes très peu actif, ajouter ne serait-ce qu'une seule occupation par jour sera un bon point de départ. Au cours des semaines qui suivront, il faudra en augmenter graduellement le nombre. Si vous êtes déjà passablement occupé, il se pourrait que cet exercice vous permette plutôt de redéfinir vos priorités en vous aidant à éliminer de votre horaire les activités qui nuisent à votre humeur ou en les limitant le plus possible (ménage, télévision, etc.) et en les remplaçant par d'autres plus agréables et plus énergisantes.

L'activation comportementale est très efficace. Ainsi, si vous appliquez ces principes de manière assidue et rigoureuse, vous en retirerez sans conteste beaucoup de bénéfices. Votre vie sera plus agréable et vous serez, par conséquent, moins déprimé et plus heureux! Restructurer vos pensées négatives pourra également être d'une très grande aide.

Restructurer les pensées dépressives

Comme nous l'avons vu, la restructuration cognitive consiste à modifier notre interprétation des situations de notre vie afin qu'elle soit plus réaliste. Les personnes atteintes de cancer qui manifestent des symptômes de dépression ont tendance à interpréter de façon très négative le fait d'être malade et de subir des traitements. Dans la même foulée, elles pourront même en venir à tirer des conclusions très négatives sur leur vie. Il serait impossible de faire une liste exhaustive de toutes les pensées dépressives que l'on peut découvrir chez une personne atteinte de cancer, étant donné que celles-ci concernent des aspects très précis de l'histoire de chacun. Je mentionnerai quelques pensées communément associées à cette condition et démontrerai comment la restructuration cognitive peut être utilisée pour les modifier et, ainsi, diminuer le sentiment dépressif. Même si je n'utiliserai pas toujours la grille pour illustrer mon propos, ce qui rendrait la lecture un peu lassante, je vous encourage à l'utiliser pour restructurer vos propres pensées de manière à maximiser les effets de la restructuration cognitive.

«Tout est horrible dans ma vie depuis que j'ai le cancer»
«La vie ne vaut plus la peine d'être vécue puisque j'ai un cancer»
Voilà des pensées très pessimistes susceptibles de provoquer un sentiment dépressif très intense et du désespoir

chez qui les entretient. Des idées suicidaires peuvent également surgir avec ce type de pensées. Il s'agit en fait d'exemples extrêmes de généralisation à outrance, d'exagération et de tout ou rien, autant de formes de distorsion cognitive déjà décrites. Posons-nous quelques questions au sujet de ces pensées. Quelles sont les preuves de leur validité ? Au contraire, avez-vous des preuves qu'elles sont fausses ? Croyez-vous vraiment qu'il n'y a plus rien d'intéressant dans votre vie depuis que vous avez le cancer ? Que faites-vous de votre famille, de vos amis, de votre travail, de vos loisirs ? Tout cela ne compte-t-il plus du tout pour vous ? Et si rien de tout cela ne vous amène une quelconque satisfaction actuellement, ce qui est probable quand une personne est gravement déprimée, n'y a-t-il aucune chance que votre existence s'améliore ? N'y a-t-il pas quelques amis ou membres de la famille perdus de vue avec lesquels vous pourriez entrer en contact ? Des loisirs délaissés que vous auriez avantage à reprendre ? Des changements à apporter pour que votre vie ait plus de signification et soit plus satisfaisante ?

Je ne suis pas en train de nier que vous vivez une situation difficile. Le cancer apporte son lot de stress, mais tout est-il réellement si noir depuis ? Vous avez subi des pertes multiples avec le cancer, mais avez-vous vraiment tout perdu ? Voici un exemple de grille de restructuration cognitive remplie par une personne qui entretenait ce type de pensées.

Brigitte a reçu un diagnostic de métastases osseuses il y a quelques mois. Elle a dû cesser de travailler, car elle reçoit des traitements de chimiothérapie provoquant beaucoup de fatigue. Elle ne se sent plus capable de s'occuper de sa maison ni de ses enfants. Elle pense que sa famille serait beaucoup mieux sans elle.

Situation	Pensées négatives (+ distorsions cognitives)	Émotions (%)	Pensées réalistes	Émotions (%)
Je réfléchis à ma vie depuis que je sais que j'ai des métastases osseuses.	« Je suis une nuisance dans la maison. » (exagération, attention sélective) « Il ne me sert à rien de continuer à vivre ; ma famille serait beaucoup mieux sans moi. » (tout ou rien, lecture des pensées d'autrui)	Déprime (100 %) Désespoir (100 %)	« Il est vrai que je fais beaucoup moins de choses qu'auparavant, mais je fais ce qui est le plus important (m'occuper de mes enfants). » « Il est important que je demeure en vie pour mes enfants ; j'ai encore plein de choses à leur apprendre. » « Pour moi aussi c'est important de continuer à vivre ; je veux les voir grandir. » « Mon mari m'aime et souhaite que je vive le plus longtemps possible. »	Déprime (30 %) Désespoir (10 %)

Comme on le voit, Brigitte s'inquiétait beaucoup des conséquences de sa baisse d'énergie sur sa famille. Cet exercice lui a permis de se rendre compte que son interprétation était exagérée et qu'elle arrivait encore à faire certaines choses importantes pour elle, comme s'occuper de ses enfants. De plus, elle a constaté que sa présence était ce qui comptait le plus pour sa famille et non le fait de ne plus pouvoir faire tout ce qu'elle avait l'habitude d'accomplir à la maison.

« Les gens me rejettent parce que j'ai le cancer »

Malheureusement, cette pensée très fréquente a souvent un certain fondement. En effet, il arrive que des amitiés ou que même des couples se brisent à la suite d'un diagnostic de cancer. Le cancer proprement dit peut provoquer ces ruptures, car certaines personnes sont très mal à l'aise à l'idée de fréquenter un malade. Elles ne savent pas très bien quoi dire ni quoi faire pour lui venir en aide. Ou peut-être pensent-elles ne pas avoir la force ni les compétences pour le soutenir adéquatement. Il est également possible que la peur de la maladie en général, ou du cancer en particulier, les incite à fuir cette relation.

Cette pensée représente toutefois un autre exemple de généralisation à outrance et d'exagération. En effet, celle-ci présuppose que tout le monde vous rejette depuis que vous avez le cancer, ce qui est à peu près impossible. Des patients m'ont souvent raconté avoir vécu des changements dans leurs relations interpersonnelles à la suite d'un tel diagnostic et que cela leur avait permis de départager les « vrais » des « faux » amis. Si vous vous sentez rejeté depuis que vous êtes malade, faites un bilan objectif de la façon dont vos relations ont évolué. Qui a pris une certaine distance face à vous et, au contraire, qui est devenu plus présent ? Interrogez-vous aussi sur le rôle que vous avez pu jouer dans ces changements. Avez-vous eu tendance à vous isoler, à refuser des propositions d'activités ou à diminuer la fréquence de vos appels et de vos invitations ? Beaucoup de personnes malades cessent d'établir des contacts de peur de déranger. À leur tour, les proches cessent d'appeler ou diminuent la fréquence de leurs visites ou de leurs invitations, croyant que leur présence n'est pas souhaitée. Par ailleurs, comment avez-vous été avec votre entourage récemment ? Étiez-vous si irritable ou déprimé qu'il lui était très difficile de rester auprès de vous ? Si la réponse est positive, vous auriez avantage à tenter de changer ces comportements. Même la personne la mieux intentionnée ne pourra pas côtoyer longtemps quelqu'un qui a un comportement désagréable, fût-il malade.

Enfin, remettez en question vos attentes envers ceux qui vous entourent. Ils ne pourront pas tous vous donner le type d'aide que vous souhaitez recevoir. Certains seront plus aptes à fournir un soutien dit « instrumental », donc de l'aide concrète, comme vous aider à préparer des repas ou à entretenir votre maison, alors qu'il sera plus aisé à d'autres de vous écouter et de vous soutenir émotionnellement. Enfin, certaines personnes seront incapables d'offrir de l'aide, quelle qu'elle soit. Il vous appartiendra d'en comprendre les raisons et de décider si vous souhaitez ou non continuer de les fréquenter (voir chapitre 6). Au demeurant, gardez en tête qu'il n'est probablement pas nécessaire ou utile que tous vos proches vous aident. Il suffit parfois d'être entouré de quelques personnes afin de se sentir soutenu pour traverser une telle épreuve.

« Toute ma vie est un échec »

Il arrive que des personnes soient tellement déprimées qu'elles en viennent à remettre en question leur vie entière. Je me souviens de ce gestionnaire rencontré en clinique. Environ deux mois après avoir pris sa retraite, il reçut un diagnostic de cancer de l'intestin, une épreuve très pénible pour cet homme qui avait travaillé comme un forcené toute sa vie, 60 heures par semaine. Durant toutes ces années, il avait délaissé sa famille et négligé ses propres besoins. La retraite représentait pour lui l'occasion ultime de prendre enfin soin de lui, de réaliser tous les projets qu'il n'avait pas pu faire jusque-là. Lors de notre première rencontre, ce patient me révéla n'avoir jamais eu l'existence qu'il souhaitait et regretter amèrement avoir autant travaillé. Il manifestait plusieurs symptômes de dépression, mais n'avait pas d'idées suicidaires.

Durant nos séances subséquentes, nous avons discuté de sa conclusion à l'effet que toute sa vie était un échec. Nous avons d'abord établi qu'il s'agissait d'une distorsion cognitive (généralisation à outrance, exagération), puis remis en doute la validité de son interprétation en utilisant les questions clés énumérées au chapitre 3. Le patient s'est ainsi rendu compte qu'il était effectivement très dommage qu'il ne se soit pas plus occupé de lui-même jusqu'ici, mais que tout n'était pas si noir. Il adorait son travail, y avait trouvé une très grande satisfaction et retiré un fort sentiment d'accomplissement. Il avait rencontré plusieurs personnes intéressantes et s'était bâti un vaste réseau d'amis. Par ailleurs, même s'il avait été souvent absent de la maison (ce qui expliquait en grande partie son divorce), il avait réussi à établir des relations très harmonieuses avec ses enfants. Il constata enfin qu'il n'était pas trop tard pour mener à bien les projets qui lui tenaient le plus à cœur. Puisqu'il était encore vivant, il devait agir comme tel et continuer à accomplir ses objectifs de vie (nous reprendrons cette idée au chapitre 9). Toutes ces interventions lui ont permis de réévaluer moins négativement son parcours et de concentrer son attention sur ce qu'il pouvait encore réaliser. Lors de notre dernière rencontre, il projetait de s'acheter une cabane à sucre, un rêve qu'il caressait depuis longtemps. Il était enthousiaste et plus du tout déprimé !

« Je ne vaux plus rien depuis que j'ai le cancer »
« Je suis laid, déformé et diminué »

Le cancer et son traitement peuvent entraîner plusieurs changements sur le plan de l'apparence corporelle, particulièrement à la suite d'une chirurgie mutilante (comme une chirurgie pour un cancer du sein ou de la peau). En effet, bien que le développement récent de chirurgies conservatrices pour plusieurs types de cancer limite ces effets (par exemple enlever la tumeur [tumorectomie] plutôt que tout le sein [mastectomie]), des atteintes à l'intégrité corporelle se produisent encore selon la localisation et la grosseur de la tumeur. Les traitements oncologiques sont également susceptibles d'altérer certaines fonctions physiologiques (fonctions érectiles, urinaires et intestinales pour le cancer de la prostate; infertilité pour le cancer du testicule et les cancers gynécologiques; alimentation, digestion et élimination pour les cancers gastro-intestinaux; fonctions respiratoires pour le cancer du poumon; fonctions cognitives pour le cancer du cerveau). Par conséquent, la personne pourra se sentir moins attrayante physiquement et diminuée sur le plan fonctionnel, au point de croire qu'elle ne vaut plus grand-chose.

Si vous avez ce genre de pensées, demandez-vous quelles sont les preuves de leur validité? Y a-t-il, au contraire, des preuves qu'elles soient fausses? Ces interprétations sont-elles basées sur des faits ou sur des impressions? Outre ce que vous avez perdu avec le cancer et son traitement, que vous reste-t-il? Le cancer vous a-t-il vraiment rendu laid? Vos cicatrices sont-elles à ce point apparentes? Et, si c'est le cas, par quoi définit-on la valeur d'une personne? L'apparence physique est-elle le facteur le plus important pour déterminer ce que vous valez? En ce qui concerne les atteintes fonctionnelles, avez-vous essayé tout ce qui était en votre pouvoir pour y remédier? Au pire, si vous deviez continuer à vivre avec ces symptômes, qu'arriverait-il? Ces symptômes vous empêchent-ils vraiment de réaliser tout ce qui est important pour vous?

> *Philippe est traité pour un cancer de la prostate. Il a terminé sa radiothérapie il y a quelques semaines et reçoit actuellement de l'hormonothérapie. Bien que ces traitements semblent efficaces (son niveau d'antigène prostatique spécifique (APS) reste faible), Philippe est souvent très triste, voire découragé. Il rapporte ressentir plusieurs effets secondaires de ses traitements en incluant des bouffées de chaleur, une baisse de libido, un gonflement des seins (gynécomastie) et de l'incontinence. Il a l'impression qu'il a perdu toute sa masculinité et qu'il serait mieux mort.*

Situation	Pensées négatives (+ distorsions cognitives)	Émotions (%)	Pensées réalistes	Émotions (%)
Je pense aux effets secondaires que je ressens.	«Je ne suis plus un homme.» (généralisation à outrance, exagération, attention sélective) «Ma femme ne voudra plus de moi.» (erreur de prévision) «Je serais mieux mort.» (exagération)	Déprime (100%) Désespoir (100%)	«Un homme ne se définit pas uniquement par sa libido.» «Ce n'est pas parce que je ressens des symptômes qui ressemblent à ceux de la ménopause que je ne suis plus un homme.» «Il y a des solutions pour l'incontinence et la baisse de la libido que je n'ai pas encore essayées. Au pire, si ces options ne fonctionnent pas, je m'adapterai.» «Ma femme me dit souvent qu'elle tient à moi. C'est ensemble que nous avons choisi les traitements que je recevrais et elle savait quels effets secondaires j'éprouverais. Elle m'a dit que l'important était que je reste en vie.» «J'ai perdu certaines choses, mais il me reste encore tout ce qui compte pour moi: ma femme, mes enfants, mes petits-enfants, mes loisirs.» «J'ai encore beaucoup de choses à vivre et ce ne sont pas ces effets secondaires qui m'en empêcheront.»	Déprime (20%) Désespoir (10%)

Philippe était au départ très perturbé par les effets secondaires de ses traitements. La restructuration cognitive lui a permis de se rendre compte que, malgré les désagréments engendrés par ses symptômes, il lui restait des solutions pour tenter de les diminuer. Mais surtout, il a compris qu'il n'avait pas tout perdu et qu'il lui restait ce qui était le plus cher pour lui : sa famille.

En résumé, nous avons vu que la culpabilité était la plupart du temps un sentiment inutile. Celui-ci ne change rien aux comportements passés et ne nous incite pas à modifier notre façon d'agir à l'avenir. Nous avons également décrit la dépression et deux stratégies très efficaces pour diminuer le sentiment dépressif, soit l'activation comportementale et la restructuration cognitive. L'ajout d'une pharmacothérapie est également à envisager, en particulier lorsque la dépression est grave.

Chapitre 5

L'anxiété et la peur de la récidive

L'expérience du cancer est jonchée d'incertitudes. « Vais-je guérir ? », « Ce symptôme est-il un signe de récidive ? » ou encore « Si j'ai une récidive, vais-je en mourir ? » ne sont que quelques exemples d'inquiétudes pouvant assaillir la personne atteinte. Dans ce chapitre, je définirai les différents troubles anxieux. Je discuterai de l'évitement, une stratégie à laquelle les personnes ont spontanément recours pour diminuer l'anxiété, mais qui contribue en réalité à l'exacerber. L'exposition ainsi qu'une technique de résolution de problèmes seront ensuite proposées comme alternatives à la fuite pour mieux composer avec cette manifestation psychologique. Enfin, j'expliquerai comment la restructuration cognitive peut également aider à diminuer l'anxiété et la peur de la récidive.

L'anxiété, une émotion quasi universelle

L'anxiété affecterait, à divers degrés et à différents moments, presque toutes les personnes vivant avec le cancer. Cela s'explique en partie parce qu'il est impossible de prédire qui guérira ou non de cette maladie marquée d'incertitudes. La capacité de faire face au caractère imprévisible de cette maladie varie beaucoup d'une personne à l'autre. Certains individus présentent même ce qu'on appelle de l'« intolérance à l'incertitude », de telle sorte qu'il leur est extrêmement difficile de composer avec des informations probabilistes comme celles des oncologues (*Vos chances de ne pas avoir de récidive sont de 95 %*). Comme la probabilité de guérison n'est jamais de 100 %, ces personnes sont plus susceptibles de ressentir de l'anxiété par rapport à une possible récidive.

Anxiété ou trouble anxieux ?

Encore une fois, il est nécessaire de distinguer le fait de répondre aux critères diagnostiques d'un trouble anxieux de celui de présenter de l'anxiété sous-clinique. Un trouble anxieux est caractérisé par une combinaison de symptômes (appelée syndrome) et amène une détérioration significative du fonctionnement quotidien ou une détresse marquée. Il existe plusieurs syndromes dont la caractéristique principale est l'anxiété. La phobie, relativement courante, est certainement le plus connu. Elle se caractérise par une peur irrationnelle et exagérée d'un objet ou d'une situation qui, en soi, n'est pas dangereux. On parle de phobie simple lorsque la peur est par exemple reliée aux animaux (zoophobie), aux avions (aérophobie), au sang (hématophobie), aux ponts (géphyrophobie), aux espaces clos (claustrophobie) et à la noirceur (nyctophobie). La phobie sociale est, quant à elle, une crainte d'être jugé négativement ou d'être embarrassé dans une situation sociale, comme parler ou manger en public.

Parmi les autres syndromes anxieux, on retrouve le trouble panique. Celui-ci se manifeste par de fortes bouffées d'anxiété, appelées attaques de panique, qui surviennent de façon inattendue, soudaine (soit dans les 10 minutes suivant l'apparition du premier symptôme). Récurrentes, celles-ci sont accompagnées de plusieurs symptômes (sensations d'étouffement, étourdissements, palpitations, trans-

piration, peur de mourir, de devenir fou). Le trouble panique est souvent accompagné d'agoraphobie, qu'on appelle
communément, mais à tort, phobie des foules. Il s'agit plus
exactement de la peur de se retrouver dans des endroits ou
des situations desquels il pourrait être difficile de s'échapper ou d'être secouru (centres commerciaux, amphithéâtres,
etc.). Quant au trouble obsessionnel-compulsif, il est caractérisé par des pensées obsédantes et récurrentes survenant
contre la volonté de la personne (comme des inquiétudes
face aux microbes) ou par des comportements répétitifs
que la personne ne peut s'empêcher d'avoir en réaction
aux obsessions (comme le lavage des mains excessif de
peur d'être contaminé) ou en fonction de certaines règles
rigides.

En ce qui a trait au trouble de stress post-traumatique
(TSPT), il touche une personne ayant vécu un événement
traumatique marqué par la mort, une menace de mort ou
encore une menace à l'intégrité physique. Il peut s'agir de
la guerre, d'un tremblement de terre ou d'une prise d'ota-
ges. La personne, assaillie de souvenirs envahissants ou de
rêves répétitifs, revit constamment l'événement en question. Elle éprouve plusieurs autres symptômes comme de
l'insomnie, de l'irritabilité et des réactions de sursaut exa-
gérées. Le trouble d'anxiété généralisée (TAG) se manifeste,
pour sa part, par des inquiétudes excessives à propos de
toutes sortes de sujets pendant au moins six mois. On dit
que cette inquiétude est exagérée lorsqu'elle dépasse le niveau auquel on devrait s'attendre dans le contexte d'une
situation précise. Comme pour les autres troubles anxieux,
le TAG est associé à différents symptômes physiques dont
la tension musculaire, des problèmes de concentration et
des difficultés de sommeil. Enfin, le trouble de l'adaptation
avec anxiété apparaît en réaction à un événement stressant
identifiable. Ce diagnostic est établi lorsque la personne ne

répond pas aux critères d'un autre trouble anxieux qui expliquerait mieux ses symptômes.

À la lumière de la quatrième version du *Manuel diagnostique et statistique des troubles mentaux* (DSM-IV-TR[1]), il appert que le fait d'avoir reçu un diagnostic de maladie potentiellement mortelle, comme le cancer, fait maintenant partie des événements traumatiques pouvant mener à un TSPT. Plusieurs chercheurs ont tenté d'estimer la prévalence du TSPT dans ce contexte, mais les résultats sont très variables. Certains auteurs ont pour leur part avancé que les symptômes anxieux manifestés par les personnes vivant avec cette maladie se distinguent considérablement de ceux associés à un TSPT plus classique. En effet, alors que les vétérans de guerre ou les victimes d'une catastrophe naturelle ou d'actes de violence revivent constamment le traumatisme passé, les individus atteints d'un cancer ont davantage de préoccupations orientées vers l'avenir (*Que va-t-il m'arriver si j'ai une récidive ?*). Ainsi, l'idée selon laquelle le cancer peut mener à un TSPT fait actuellement l'objet de débats. Mon opinion personnelle, basée sur mon expérience clinique et mes travaux de recherche, est que le TSPT associé au cancer (la personne revit constamment l'annonce de son diagnostic ou les traitements) est très rare. La plupart du temps, les symptômes ressentis s'apparentent davantage à ceux du TAG. Tout ce débat ne relève pas que d'une question de classification nosologique ; il comporte des implications sur la manière dont ces troubles sont conceptualisés et traités en clinique.

Sauf pour le trouble de l'adaptation avec anxiété (et peut-être pour le TSPT), les troubles anxieux ne semblent

---

1. American Psychiatric Association (2003). *Manuel diagnostique et statistique des troubles mentaux* (4e édition, texte révisé). Washington, DC : American Psychiatric Association.

pas plus fréquents dans le contexte du cancer que dans la population en général. Somme toute, on peut dire qu'une minorité de patients développeront un trouble anxieux en réaction au cancer. Les autres présenteront des troubles préexistants ou des symptômes anxieux sous-cliniques. Les troubles anxieux qu'une personne présentait avant son diagnostic ne constituent pas ma cible de traitement prioritaire, à moins que ceux-ci ne représentent un obstacle aux traitements oncologiques comme la phobie des piqûres (qui peut empêcher l'administration de chimiothérapie), la claustrophobie (qui peut nuire à la radiothérapie pour certains types de cancer) et l'agoraphobie (qui peut rendre la personne incapable de sortir pour ses traitements) ou qu'ils soient graves au point de limiter le fonctionnement de la personne.

Et si le cancer revenait ?

La peur de la récidive est un type d'anxiété plus spécifique au cancer. Cette crainte se manifeste particulièrement dans la période suivant la fin des traitements et peut perdurer de nombreuses années. Les niveaux de peur de récidive sont très variables d'une personne à l'autre. En règle générale, les patients affirment s'inquiéter très peu à ce sujet, sauf au cours des jours ou des semaines précédant leurs suivis oncologiques. Alors la peur de récidive s'intensifie. La crainte s'estompe lors de l'obtention des résultats des tests s'ils n'indiquent aucun signe d'évolution ou de récidive. Sinon, elle persistera chez ceux recevant de mauvaises nouvelles (ce dont nous traiterons au chapitre 9). Pour d'autres personnes, beaucoup moins nombreuses, la crainte que le cancer revienne sera très intense même en l'absence de signes d'évolution. Elle durera des mois, voire des années, et affectera significativement leur fonctionnement quotidien.

La maladie sera constamment présente à leur esprit, et ce, en dépit des efforts déployés pour la chasser. Dans ce contexte, tout symptôme physique inhabituel sera interprété comme un signe possible de récidive.

Étonnamment, l'intensité de la peur n'est pas obligatoirement proportionnelle au risque réel de récidive. Une personne ayant un excellent pronostic pourra se tourmenter à l'idée que le cancer ne resurgisse et, à l'inverse, une personne ayant un moins bon pronostic pourra ne ressentir aucune crainte. Mon équipe de recherche a mené une étude[1] qui montre que les personnes ayant une plus grande peur de la récidive sont plus susceptibles d'avoir des antécédents de troubles psychologiques, en particulier anxieux. Il se pourrait donc que le fait d'avoir déjà souffert ou de souffrir d'un tel trouble prédispose les personnes atteintes à présenter une peur intense de la récidive.

Ai-je une peur excessive de la récidive ?

Notre équipe a récemment publié un nouvel outil pour évaluer l'intensité de la peur de récidive du cancer[2] que je vous invite à remplir.

Sous-échelle de sévérité de l'Inventaire de la peur de la récidive du cancer

La plupart des gens qui ont reçu un diagnostic de cancer sont inquiets, à différents degrés, de la possibilité d'une récidive. Par récidive, nous référons à la possibilité que le cancer revienne ou progresse au même endroit ou dans une autre partie du corps.

---

1. Simard, S., Savard, J., Larochelle, M. & Fradet, Y. (manuscrit non publié). Screening and comorbidity of clinical fear of cancer recurrence.
2. Simard, S. & Savard, J. (2009). Fear of Cancer Recurrence Inventory : Development and initial validation of a multidimensional measure of fear of cancer recurrence. *Supportive Care in Cancer, 17*, 241-251.

Veuillez lire tous les énoncés et indiquer dans quelle mesure ceux-ci s'appliquent à vous au cours du dernier mois en utilisant l'échelle suivante et en encerclant le chiffre approprié.

0	1	2	3	4
Pas du tout	Un peu	Assez	Beaucoup	Énormément

1. La possibilité d'une récidive du cancer me préoccupe ou m'inquiète 0 1 2 3 4

2. J'ai peur d'une récidive du cancer 0 1 2 3 4

3. Je crois qu'il est normal d'être préoccupé ou de m'inquiéter à ce sujet 0 1 2 3 4

4. Lorsque je pense à une récidive du cancer, cette pensée déclenche d'autres pensées ou images désagréables (ex.: la mort, la souffrance, les conséquences pour ma famille) 0 1 2 3 4

5. Je crois que je suis guéri et que le cancer ne reviendra pas 0 1 2 3 4

6. Selon vous, quel risque avez-vous d'avoir une récidive du cancer? 0 1 2 3 4

7. À quelle fréquence pensez-vous à une récidive du cancer?

0	1	2	3	4
Jamais	Quelques fois par mois	Quelques fois par semaine	Quelques fois par jour	Plusieurs fois par jour

8. Combien de temps <u>par jour</u> pensez-vous à une récidive du cancer?

0	1	2	3	4
Je n'y pense pas	Quelques secondes	Quelques minutes	Quelques heures	Plusieurs heures

9. Depuis quand pensez-vous à la possibilité d'une récidive du cancer?

0	1	2	3	4
Je n'y pense pas	Quelques semaines	Quelques mois	Quelques années	Plusieurs années

Maintenant, additionnez les chiffres encerclés. Si le total est de 13 ou plus, cela indique que vous avez un niveau clinique de peur de récidive, ce qui veut dire qu'un traitement ciblant ce problème est recommandé. Lisez ce chapitre et appliquez ses stratégies; elles vous aideront fort probablement à réduire l'intensité de votre peur de la récidive. Ensuite, remplissez de nouveau ce bref questionnaire. Si votre cote totale est toujours de 13 ou plus, une consultation auprès d'un professionnel de la santé mentale est à envisager.

L'évitement, un comportement très néfaste

La caractéristique commune de tous les troubles anxieux est l'évitement. Ainsi, une personne ayant une phobie des ponts évitera le plus possible d'en emprunter un ou éprouvera une anxiété très intense à les traverser. De même, un individu souffrant d'une phobie sociale fuira, par exemple, toutes les situations où il aura à parler en public ou le fera avec une anxiété extrême, alors que la personne souffrant d'un trouble obsessionnel-compulsif associé à la contamination évitera de toucher des objets hors de chez elle (comme les poignées de porte) et / ou se lavera les mains compulsivement. Enfin, le trouble panique avec agoraphobie incitera l'individu à fuir les centres commerciaux et les foules, alors que celui atteint d'un TSPT évitera tout ce qui lui rappelle l'événement traumatique (comme les films de guerre pour les vétérans).

L'évitement est également une caractéristique importante de l'anxiété vécue par les personnes atteintes de cancer, et celle-ci peut prendre plusieurs formes.

Premièrement, l'évitement comportemental: lorsque l'individu cherche à fuir les situations ou les endroits qu'il associe au cancer. La personne peut ainsi omettre de poser des questions à son médecin par crainte des réponses qu'il pourrait lui fournir ou se garder d'autoexaminer la partie de son corps qui a été touchée (sein, testicule, etc.) de peur d'y trouver une bosse. Elle peut également négliger de se présenter à ses rendez-vous de suivi par crainte qu'une récidive ne soit ainsi détectée ou éviter de parler de cancer avec son entourage, d'écouter des émissions de télévision ou de lire des livres traitant de ce sujet de crainte que cela ne déclenche des inquiétudes incontrôlables.

L'évitement cognitif est une deuxième forme d'évitement. Il se manifeste lorsque la personne tente d'empêcher les pensées ou les images liées au cancer de lui venir à l'esprit ou d'y demeurer. Une personne utilise l'évitement cognitif lorsqu'elle tente de chasser de sa tête les pensées relatives au cancer (*Non! Il ne faut pas que je pense à ça!*), et de les remplacer par d'autres plus réconfortantes (*Regarde plutôt comme la nature est belle*) ou encore en faisant une activité (regarder la télévision, lire, travailler, prier, méditer, se relaxer) dans le but de se distraire.

Enfin, les comportements de réassurance constituent aussi une forme d'évitement. Consulter à répétition son médecin pour lui poser les mêmes questions (*Vais-je guérir docteur?*), demander à passer des tests et des examens supplémentaires, rencontrer plusieurs professionnels de la santé pour sonder une énième opinion, s'autoexaminer à outrance, implorer ses proches pour être rassuré (*Penses-tu que je vais guérir?*) ou tenter de se rassurer soi-même par des pensées positives toutes faites (*Tout va bien aller*) sont des comportements de réassurance.

Il importe ici, toutefois, de distinguer clairement les comportements de réassurance excessifs de ceux qui sont justifiés. Il est tout à fait normal de consulter lorsque l'on ressent de nouveaux symptômes inquiétants. De même, il est recommandé de prêter attention aux signes potentiels d'évolution du cancer, par exemple en s'autoexaminant. Il est également pertinent de demander une deuxième opinion médicale lorsque l'on est incertain du diagnostic établi ou des options thérapeutiques suggérées. Aussi, poser les mêmes questions n'est pas problématique en soi si l'on ne se souvient pas des réponses ou qu'on pense les avoir mal comprises. Il en est autrement si l'objectif est de réentendre toujours les mêmes réponses pour se rassurer de nouveau. Tout est une question de degré et d'intention. Si la raison principale de ces comportements est de calmer une anxiété difficile à gérer autrement (*Seul mon médecin peut me rassurer*) et que l'intensité de ces comportements est excessive (ils prennent une large place dans la vie de la personne et sont jugés excessifs par son entourage), il s'agit vraisemblablement d'une forme d'évitement.

Il est très compréhensible que les personnes aient une tendance naturelle à éviter de s'exposer à ce qu'elles craignent. Elles s'empêchent ainsi de vivre des émotions qu'elles se sentent incapables de gérer. Toutefois, l'efficacité de cette stratégie est limitée dans le temps. La personne se sentira soulagée sur le coup mais ses inquiétudes remonteront rapidement à la surface. Ainsi, si elle décide de renoncer à son suivi annuel, elle sera instantanément soulagée, car elle n'aura pas à affronter l'annonce possible d'une récidive. Toutefois, au cours des jours, des semaines ou des mois qui suivront, de nouvelles inquiétudes seront très susceptibles de surgir dans son esprit (*Et si j'avais une récidive? Serait-il trop tard pour la traiter?*). De même, un individu consultant à répétition afin d'être rassuré quant à une possible récidive sera momentanément calmé après avoir entendu le médecin lui répéter qu'il n'en présente aucun signe. Pourtant, il ne tardera pas à s'inquiéter de nouveau (*Et s'il était dans l'erreur?*). Par ailleurs, compte tenu de son effet apaisant immédiat, l'évitement viendra confirmer à la personne qu'elle a bel et bien évité un danger. Ce faisant, elle aura tendance à utiliser encore cette stratégie lorsqu'elle se sentira anxieuse par rapport à la même situation.

À long terme, plus la personne fuira les situations anxiogènes, plus son fonctionnement risque de s'altérer. Pensons, par exemple, à une personne ayant une phobie des ponts. Plus elle évitera de les traverser, plus ces derniers lui feront peur et plus ses déplacements deviendront limités. En effet, chaque fois qu'elle en contournera un, elle ressentira une baisse d'anxiété qui confirmera, à tort bien sûr, qu'elle vient d'échapper à un danger. En l'empêchant de constater que les ponts ne constituent pas une menace réelle, l'évitement fera perdurer sa peur. Chez une personne atteinte de cancer, les comportements d'évitement sont susceptibles d'être encore plus néfastes, car ils pourront menacer sa santé. Par exemple, quelqu'un ayant une phobie des injections refusera de recevoir de la chimiothérapie, ce qui nuira considérablement à ses chances de guérison. De façon similaire, un individu négligeant tout autoexamen pourra ne pas se rendre compte que son cancer est réapparu, ce qui retardera la détection de la récidive et l'administration d'un traitement approprié.

Également, plus une personne évitera de penser à quelque chose d'anxiogène, plus elle deviendra anxieuse. En effet, l'évitement cognitif provoque souvent le résultat inverse à celui qui est recherché. Pour illustrer ce propos, je vous invite à faire l'exercice suivant[1].

Fermez les yeux et essayez de penser à un chameau pendant deux minutes. Maintenant ouvrez les yeux. Était-il facile de garder l'image de cet animal en tête ? Je suppose que non et que vous avez pensé à autre chose qu'à un chameau à de nombreuses reprises. Changeons maintenant l'exercice. Fermez les yeux et essayez de ne pas penser à un chameau pendant les deux prochaines minutes. Ouvrez les yeux et estimez le nombre de fois où vous avez pensé à cet animal malgré vos efforts pour ne pas y penser. A-t-il été difficile d'éviter de penser à un chameau ? La réponse est fort probablement oui.

---

1. La description de cet exercice est inspirée de Ladouceur, R., Bélanger, L. & Léger, É. (2008). *Arrêtez de vous faire du souci pour tout et pour rien*. Paris : Odile Jacob. Ainsi que de Dugas, M. & Robichaud, M. (2007). *Cognitive-Behavioral Treatment for Generalized Anxiety Disorder*. New York, NY : Routledge.

Que nous apprend cet exercice sur notre capacité d'éliminer certaines pensées de notre esprit ? Il nous enseigne qu'il est très difficile de s'efforcer de penser à une chose et encore plus de se contraindre à ne pas le faire. Plus vous essayez de ne pas penser au cancer, plus vous y pensez. De plus, il est très fatigant pour l'esprit d'éviter de penser à une chose. Toute cette énergie mentale est gaspillée dans une stratégie totalement inefficace pour diminuer l'anxiété !

Traitement psychologique ou pharmacologique ?

La thérapie cognitive-comportementale a fait ses preuves pour traiter les troubles anxieux auprès de la population en général, de même que pour diminuer l'anxiété chez les personnes vivant avec un cancer. Elle serait en fait aussi efficace qu'une médication anxiolytique mais, comme pour la dépression, elle aurait l'avantage de donner des résultats qui durent davantage comparativement à une pharmacothérapie de courte durée. Cet effet persistant s'explique probablement parce que la thérapie cognitive-comportementale fournit à la personne des stratégies concrètes, autrement dit des outils, qu'elle peut continuer à utiliser pour composer avec une résurgence d'anxiété ou le développement d'autres symptômes psychologiques.

Contrairement aux études portant sur le traitement de la dépression, celles sur les troubles anxieux indiquent qu'une combinaison de psychothérapie et de pharmacothérapie n'est pas plus efficace que l'une ou l'autre de ces modalités utilisées seules. Toutefois, il demeure que plusieurs patients en bénéficient. Un traitement pharmacologique n'est probablement pas nécessaire si vos symptômes ne surviennent pas dans le contexte d'un trouble anxieux tel que décrit au début de ce chapitre. Mais si vous répondez aux critères diagnostiques d'un tel syndrome ou que votre anxiété est importante au point d'affecter votre fonctionnement, il pourrait être bien d'entreprendre un traitement pharmacologique. Si vous pensez qu'une médication contre l'anxiété vous serait utile, je vous recommande fortement de consulter un médecin qui pourra juger de la pertinence d'un tel traitement pour vous.

Bien que cela puisse paraître surprenant, les antidépresseurs constituent la médication la plus appropriée pour traiter les troubles anxieux. Celle-ci a en effet l'avantage de ne présenter aucun risque de créer une dépendance. De même que pour la dépression, ce sont les antidépresseurs de la seconde génération (ISRS et inhibiteurs du recaptage de la sérotonine et de la norépinéphrine [Effexor]) qui sont les plus souvent prescrits étant donné leurs effets indésirables moindres en comparaison de ceux des anciennes molécules. Plusieurs études confirment l'efficacité des médications antidépressives pour traiter les troubles anxieux comme le trouble panique, la phobie sociale, le trouble d'anxiété généralisée, le trouble de stress post-traumatique et le trouble obsessionnel-compulsif. Il s'agit du traitement de choix lorsque des symptômes dépressifs sont également présents.

Les benzodiazépines, une autre classe de médicaments, sont une autre option thérapeutique pour traiter l'anxiété, en particulier si vous présentez des difficultés de sommeil, symptôme fréquent des troubles anxieux. Ces médications ont l'avantage de produire un effet plus rapidement et peuvent être utilisées seulement sur une base occasionnelle (alors que les antidépresseurs sont prescrits quotidiennement pendant plusieurs mois). Toutefois, leur usage est associé à des risques plus élevés de tolérance et de dépendance. Ceux-ci seront décrits en détail dans le chapitre 7, consacré à l'insomnie.

S'exposer à ses peurs

Un élément clé de la thérapie cognitive-comportementale de l'anxiété est de briser le cercle vicieux de l'évitement. Si le degré d'évitement que vous manifestez est plutôt léger, il vous suffira peut-être de savoir que ce comportement est néfaste pour cesser de l'avoir. Par contre, s'il nuit à votre fonctionnement habituel, vous obtiendrez davantage de résultats avec une stratégie plus structurée, appelée l'exposition. Avec cette dernière, la personne confronte ses peurs au lieu de les éviter. On privilégie généralement une approche progressive. Celle-ci permet à la personne de s'exposer d'abord à une situation générant un niveau plutôt faible d'anxiété, puis à des situations générant de plus en plus d'anxiété, et ce, jusqu'à ce que la réponse émotionnelle ait beaucoup diminué, voire disparu. L'exposition graduelle amène la personne à constater que la situation habituellement évitée n'est pas dangereuse, ni l'anxiété ressentie à cause d'elle. Les personnes souffrant de ce problème ont, en effet, tendance à croire que l'anxiété peut avoir des conséquences néfastes sur leur santé physique (avoir une crise cardiaque) ou psychologique (devenir fou). En réalité, bien que l'anxiété soit très désagréable, elle n'est aucunement périlleuse pour la santé.

L'exposition devra être régulière, idéalement tous les jours, et de façon prolongée. Le principe de cette technique est lié à l'habituation qui veut que l'anxiété ne puisse rester à un niveau élevé indéfiniment. Tôt ou tard, parce que cette perturbation émotionnelle impose un stress sur l'organisme, ce dernier rétablira l'équilibre (phénomène appelé homéostasie) et éteindra la réaction d'anxiété. Pour que cet exercice soit efficace, il faudra pratiquer l'exposition jusqu'à ce que le processus d'habituation en-

Figure 6. Courbe de l'habituation

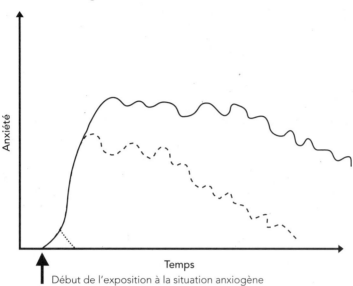

Figure adaptée avec la permission de l'éditeur; Dugas, M. et Robichaud, M. (2007). *Cognitive-Behavioral Treatment for Generalized Anxiety Disorder.* New York, NY : Routledge.

tre en jeu et diminue la réaction émotionnelle. Dans la figure 6 présentant la courbe d'habituation, la ligne continue foncée illustre la baisse d'anxiété qui survient lors des premières séances d'exposition. Comme on le voit, celle-ci ne diminue alors que légèrement. Cependant, à force de s'exposer à la situation anxiogène, le niveau d'anxiété baissera davantage et de plus en plus rapidement (ligne avec tirets), pour devenir presque inexistant après un certain nombre de pratiques (ligne pointillée). Bien que le principe de base soit le même pour chaque type d'évitement, les stratégies devront être quelque peu adaptées selon que vous évitez des situations (évitement comportemental) ou des pensées (évitement cognitif), ou que vous recourez à la réassurance excessive.

S'exposer à des situations ou à des endroits (exposition comportementale)

Cette forme d'exposition est très efficace pour traiter tous les types de phobie, ainsi que l'agoraphobie. Dans le contexte médical, cette stratégie sera particulièrement utile pour diminuer la peur des piqûres et des seringues, du sang et de l'hôpital.

Premièrement, établissez une liste de toutes les situations et de tous les endroits que vous évitez[1]. Deuxièmement, évaluez le niveau d'anxiété provoqué par chacune de ces situations, en utilisant un chiffre allant de 0 % à 100 %, puis placez tous les éléments de la liste par ordre croissant, c'est-à-dire de la situation créant le moins d'anxiété à celle en générant le plus. Examinez maintenant cette hiérarchie. Y retrouvez-vous une variété représentative de ce que vous évitez ? Remarquez-vous une augmentation progressive du niveau d'anxiété ressenti d'une situation à l'autre ? Si ce n'est pas le cas, précisez certaines conditions qui feraient en sorte de varier le niveau d'intensité de l'anxiété provoquée par les situations préalablement identifiées, comme le fait d'être seul ou accompagné ou de changer la distance par rapport à votre domicile.

Ensuite, choisissez la première situation d'exposition. Dans l'absolu, il s'agira d'une situation qui engendre un niveau d'anxiété faible à modéré (30 % à 40 %), à laquelle vous pourrez vous exposer de façon quotidienne (plus vous vous exposerez régulièrement, plus rapides seront vos progrès) et pendant au moins 20 à 30 minutes chaque fois (une durée plus courte ne vous permettrait pas d'expérimenter le phénomène d'habituation). Par exemple, si visionner des émissions de télévision sur le cancer fait partie

---

1. La description de cette procédure est inspirée de celle de Marchand, A. & Letarte, A. (2004). *La peur d'avoir peur*. Montréal : Stanké.

de votre liste, enregistrez-en une et regardez-la tous les jours. Chaque fois, vous devrez rester dans la situation (ici le visionnement de l'émission) jusqu'à ce que l'anxiété ait diminué. Les premières fois, il est possible que l'anxiété ne diminue que légèrement mais, au fil des expositions, elle diminuera davantage et de plus en plus rapidement (voir de nouveau la courbe d'habituation, p. 107).

Comme il peut être difficile pour une personne anxieuse de faire de tels exercices, l'évitement étant l'une de ses stratégies de prédilection pour composer avec l'anxiété, il pourrait être utile d'établir un horaire de pratique. Le fait de prévoir les séances d'exposition augmentera en effet les chances de les effectuer. Le moment venu, commencez l'exercice le plus rapidement possible de manière à ne pas céder à la tentation de fuir. Durant l'exercice, il est très important que vous vous concentriez pleinement sur ce que vous êtes en train de faire et que vous évitiez de vous changer les idées ou de vous distraire. Il s'agirait alors d'une autre forme d'évitement (cognitif) qui vous empêcherait de ressentir de l'anxiété, et donc de retirer des bénéfices de cette stratégie. Il est normal et même nécessaire que vous ressentiez de l'anxiété, du moins lors des premières pratiques, si vous voulez que l'habituation survienne. Par ailleurs, il se pourrait qu'une réponse émotionnelle trop faible lors d'un exercice s'explique parce que vous avez choisi une situation ne générant pas suffisamment d'anxiété. Si tel est le cas, passez au prochain élément de votre liste.

Continuez à vous exposer à la première situation que vous avez choisie jusqu'à ce que l'anxiété soit nulle ou minime. Puis, choisissez l'élément suivant de votre hiérarchie et recommencez la même procédure. Vous effectuerez cet exercice pour chaque situation de votre liste jusqu'à ce que la dernière (soit celle générant le plus d'anxiété) n'en provoque plus ou presque plus.

Geneviève a 20 ans. Elle a été traitée pour un lymphome lorsqu'elle avait sept ans. Elle raconte avoir été traumatisée par ses traitements de chimiothérapie et avoir longtemps eu des flashs-back de cette expérience. Depuis, elle n'est revenue à l'hôpital que pour ses suivis annuels, ressentant alors une anxiété très forte et même des attaques de panique qui la précipitaient chaque fois vers la sortie. Elle a appris récemment qu'elle avait une récidive. Elle consulte en psycho-oncologie, car elle se dit incapable de rester à l'hôpital le temps qu'il faut pour recevoir ses traitements de radiothérapie. À l'entrevue d'évaluation, Geneviève montre également des symptômes d'agoraphobie. Elle évite les centres commerciaux et la conduite automobile.

À la suite de cette entrevue, Geneviève et moi avons élaboré sa hiérarchie de situations phobiques.

Situations ou endroits que j'évite	Niveau d'anxiété (%)
1) Me promener dans le centre commercial où je travaille, loin des sorties, seule	30 %
2) Me promener dans un autre centre commercial plus grand, accompagnée	40 %
3) Me promener dans un autre centre commercial plus grand, seule	45 %
4) Conduire la voiture de mon copain (plus petite), accompagnée	55 %
5) Conduire la voiture de mes parents (plus grosse), accompagnée	60 %
6) Conduire seule	70 %
7) Marcher autour de l'hôpital	85 %
8) Aller à l'hôpital pour une consultation avec ma psychologue, accompagnée	95 %
9) Aller à l'hôpital pour une consultation avec ma psychologue, seule	100 %
10) Aller à l'hôpital pour un traitement de radiothérapie	100 %

La liste s'étend de la situation générant le moins d'anxiété (se promener dans le centre commercial où elle travaille) à celle en générant le plus (aller à l'hôpital, qu'elle soit accompagnée ou non). Vous comprendrez à la lecture de cette hiérarchie que nous avons dû avoir des consultations téléphoniques pendant un certain temps, car mon bureau se trouvait dans le pavillon où elle recevait ses traitements! Par ailleurs, comme il y avait une grande différence de niveau d'anxiété ressenti par rapport à l'élément 6 (conduire seule; 70 %) et l'élément 8 (aller à l'hôpital pour une consultation avec ma psychologue, accompagnée; 95 %), nous avons ajouté une étape intermédiaire consistant à marcher autour du centre hospitalier (85 % d'anxiété) afin que l'exposition soit plus progressive. Geneviève a donc commencé ses exercices en se promenant, tous les midis, dans le centre commercial où elle travaillait en prenant soin de s'éloigner des sorties, et ce, jusqu'à ce qu'elle n'éprouve plus d'anxiété. Elle a appliqué cette procédure pour tous les éléments de la liste. À la fin, elle est arrivée à recevoir ses traitements de radiothérapie avec une anxiété significativement réduite.

Roger consulte en psycho-oncologie, car sa phobie des piqûres l'empêche de recevoir son traitement de chimiothérapie pour une leucémie. Il se rappelle avoir commencé à avoir cette crainte enfant. Sa mère avait elle-même une peur extrême des injections et devenait très anxieuse quand Roger devait recevoir des vaccins ou subir des prises de sang, peur qu'elle a transmise bien malgré elle à son fils. Jusqu'à maintenant, cette phobie n'avait pas nui à Roger puisqu'il n'avait eu aucun problème de santé sérieux. De plus, l'évaluation psychologique n'a révélé la présence d'aucune autre phobie chez lui.

Bien que Roger ne souffrait que d'un seul type de phobie, l'exposition progressive était tout indiquée pour lui. En effet, envisager de recevoir un traitement de chimiothérapie par intraveineuse (qui peut durer de longues minutes) provoquait une anxiété très forte chez lui (100 %). Il se déclarait tout à fait incapable d'affronter cette situation. Nous avons donc élaboré une hiérarchie de différentes situations allant de la moins à la plus anxiogène[1].

Situations ou endroits que j'évite	Niveau d'anxiété (%)
1) Regarder un livre expliquant comment se font les injections	20 %
2) Toucher des images d'aiguilles	30 %
3) Toucher de vraies aiguilles, de sortes variées	45 %
4) Écouter un enregistrement audio sur lequel une infirmière explique la procédure d'injection	60 %
5) Piquer une orange avec une aiguille	65 %
6) Regarder une vidéo montrant des injections	75 %
7) S'imaginer en train de recevoir une injection	80 %
8) Se faire faire une prise de sang de courte durée	90 %
9) Donner du sang (durée plus longue)	95 %
10) Recevoir un traitement de chimiothérapie	100 %

L'élément 7 montre qu'il est aussi possible de s'exposer en imagination à des situations anxiogènes. Dans ce cas, nous avions besoin d'une situation générant un niveau d'anxiété intermédiaire entre les étapes 6 (75 %) et 8 (90 %), ce que la pratique en imagination nous a permis de faire. Cette technique est particulièrement utile quand les

---

1. Il est à noter que les données de recherche indiquent que l'exposition à la situation la plus anxiogène, procédure appelée immersion ou *flooding*, serait tout aussi efficace et apporterait même des progrès plus rapides que l'exposition progressive pour traiter les phobies. Toutefois, cette procédure est souvent difficile à faire accepter aux patients qui préfèrent une approche progressive qu'ils jugent moins menaçante.

situations évitées sont peu accessibles (comme prendre un avion) ou renvoient à des traumatismes passés (comme dans le TSPT ; par exemple, la guerre). La personne doit alors s'installer confortablement (assise ou couchée), fermer les yeux, et s'imaginer dans la situation en la faisant évoluer du début à la fin, comme si elle était dans un film.

S'exposer à des pensées ou à des images (exposition cognitive)

Il arrive que les personnes anxieuses évitent des pensées ou des images, plutôt que des situations ou des endroits. Pour échapper à l'inconfort associé à ces contenus cognitifs, elles essaient par tous les moyens de les chasser de leur esprit. Toutefois, comme nous l'avons vu, l'évitement des pensées ou des images anxiogènes ne fait qu'aggraver le problème. Plus on essaie de ne pas penser à une chose, plus on y pense (voir l'exercice sur le chameau).

Afin de contrecarrer ce cercle vicieux, deux solutions s'offrent à vous. La première est la restructuration cognitive. Comme nous le verrons plus loin, cette stratégie vous permet de confronter vos peurs en mettant en question la validité de vos inquiétudes et en identifiant le pire scénario, ainsi que vos ressources pour y faire face. Je vous invite donc à entreprendre votre démarche en effectuant des exercices de restructuration cognitive à l'aide de la grille en cinq colonnes et en vous basant sur les exemples à la fin de ce chapitre.

Si cette stratégie s'avère inefficace ou seulement partiellement efficace, cela indique sans doute que vos pensées anxieuses sont plutôt ce qu'on appelle des obsessions. Ce sont des pensées obsédantes assaillant votre esprit de manière répétitive, et ce, contre votre volonté. Un peu comme une mouche que l'on chasserait de la main, mais qui reviendrait inlassablement. Dans ce cas, l'exposition cognitive sera tout indiquée : elle consiste à vous confronter aux pensées générant une forte anxiété, de manière à ce que le processus d'habituation entre en jeu. Vous constaterez que l'anxiété diminuera à mesure que vous vous exposerez. Puisque les pensées sont plus furtives (il est difficile de penser à la même chose pendant 20 à 30 minutes), une procédure très rigoureuse devra être adoptée pour vous assurer de vous exposer aux pensées qui vous dérangent durant une période continue et prolongée.

Dans un premier temps, il importe d'identifier la pensée obsédante qui vous dérange[1]. Il est possible que vous ayez plusieurs obsessions dont vous aimeriez vous débarrasser. Dans ce cas, vous pourrez établir une hiérarchie allant de la pensée générant le moins d'anxiété à celle en engendrant le plus et commencer l'exposition cognitive par la première. Souvenez-vous que l'anxiété est désagréable, mais pas dangereuse.

Une fois que vous aurez choisi cette obsession, décrivez par écrit le pire scénario que vous craignez (catastrophique) de façon précise. Comment la situation commence-t-elle ? Qu'arrive-t-il ensuite ? De quelle façon prend fin le scénario ? Prenez soin de détailler l'ambiance, vos sentiments et les réactions physiologiques que vous ressentez. Ceci vous permettra de vous imaginer plus facilement dans la situation. Faites attention aussi à bien identifier les éléments que vous craignez le plus, sans y ajouter de comportements de réassurance et de distraction. Ne vous interrogez pas sur le réalisme du scénario.

---

1. Cet exercice est inspiré de Ladouceur, R., Bélanger, L. & Léger, É. (2008). *Arrêtez de vous faire du souci pour tout et pour rien.* Paris : Odile Jacob. Ainsi que de Dugas, M. et Robichaud, M. (2007). *Cognitive-Behavioral Treatment for Generalized Anxiety Disorder.* New York, NY : Routledge.

Enregistrez-le maintenant sur bande audio en le lisant lentement et avec l'expression correspondant aux sentiments que vous y évoquez (un ton journalistique ou détaché n'aurait pas le même effet). Vous écouterez ensuite cet enregistrement de façon répétée, idéalement sur une base quotidienne, pendant 20 à 40 minutes chaque fois. Il s'agit ici de s'exposer suffisamment longtemps afin de permettre une baisse d'anxiété et donc l'habituation. Dans le meilleur des cas, vous aurez enregistré plusieurs fois la trame sur une même cassette audio afin d'éviter les trop longues interruptions entre chaque répétition ou vous aurez utilisé une cassette en boucle. Si vous ne disposez pas d'un magnétophone ou ne souhaitez pas en utiliser un, vous pouvez lire le scénario à voix haute plusieurs fois, pendant la même durée. Peu importe votre manière de faire, il faudra faire en sorte de ne pas penser à autre chose lors de l'exercice, ce qui ne serait d'aucune utilité, et de bien vous concentrer sur ce que vous entendez ou lisez. Vous pourrez cesser cet exercice lorsque celui-ci n'engendrera plus d'anxiété ou qu'une anxiété minime. Cela indiquera alors que vous vous êtes habitué à ce scénario catastrophique.

> *Martin a récemment terminé ses traitements pour un lymphome hodgkinien. Son médecin lui a dit que le risque de récidive de son cancer était très faible. Malgré ces nouvelles encourageantes, Martin ne peut s'empêcher de penser qu'il pourrait bien faire partie des rares cas de récidives. Il est inquiet tous les jours. En fait, il a l'impression que cette pensée est toujours présente à son esprit, et ce, même lorsqu'il travaille ou durant ses loisirs. Il essaie en vain de la chasser. De plus, il a peur que, à force de penser à une récidive, il la provoque. Avec son psychologue, Martin a tenté de faire des exercices de restructuration cognitive. Il se rend compte*

qu'il surestime ses risques d'avoir une récidive et qu'il interprète ses malaises physiques de façon erronée. Mais l'effet bénéfique de cet exercice n'est que de courte durée, de sorte que ses pensées obsédantes resurgissent rapidement.

La restructuration cognitive n'a pas eu l'effet escompté chez Martin, étant donné qu'il n'avait pas que de simples inquiétudes face à l'évolution possible de son cancer, mais plutôt des pensées obsédantes. L'exposition cognitive a alors été introduite. Martin a écrit un scénario catastrophique présentant toutes ses craintes par rapport à une possible récidive :

Je vais à mon suivi annuel avec mon oncologue. Celui-ci m'annonce les résultats de mes tests et me dit, avec embarras, que j'ai une récidive. Je suis complètement atterré. Je pleure de façon incontrôlable. J'annonce cette nouvelle à ma femme qui décide de me quitter, car elle ne peut pas passer au travers de cette épreuve. J'accepte de recevoir les traitements qui me sont offerts. Ceux-ci sont extrêmement pénibles et provoquent chez moi une panoplie d'effets secondaires tous pires les uns que les autres. Les traitements ne fonctionnent pas. Mon cancer continue d'évoluer, je deviens rachitique et extrêmement faible. Tous mes amis et toute ma famille m'ont abandonné. Je meurs seul et dans d'horribles souffrances.

Suivant les règles de l'exposition cognitive, Martin s'est exposé à ce scénario catastrophique, de façon répétitive, tous les jours. Au début, il a ressenti énormément d'anxiété et celle-ci ne diminuait pas beaucoup au cours d'une même séance. Puis, grâce au phénomène d'habituation, l'anxiété est devenue moins importante d'une fois à l'autre et a diminué plus rapidement durant les séances jusqu'à disparaître ou presque au bout de quelques semaines. Ces résultats positifs se sont transposés dans sa vie quotidienne. En effet, ses pensées au sujet d'une récidive ont diminué graduellement en fréquence et en intensité durant la journée. Cette éventualité ne le perturbe plus autant, car Martin s'est désensibilisé à l'idée que cela pourrait arriver et aux pires conséquences possibles. Il a ainsi court-circuité le cercle vicieux de l'évitement qui empêche la personne d'aller au bout de ses craintes et ne fait qu'alimenter les pensées obsédantes. Par surcroît, il s'est rendu compte que ses inquiétudes n'influaient aucunement le cours des événements et ne pouvaient provoquer une récidive de sa maladie comme il le craignait (nous y reviendrons dans ce chapitre, p. 129-132).

Éliminer les comportements de réassurance

Les comportements de réassurance (s'autoexaminer de façon excessive, consulter à outrance, etc.) sont également très néfastes car ils donnent un faux sentiment de sécurité et, à moyen terme, aggravent les inquiétudes. Il est donc important de les cesser. Si vous avez plusieurs comportements de réassurance, vous pourrez bâtir une hiérarchie en indiquant pour chacun votre niveau d'anxiété si vous ne pouviez pas y recourir. Vous devrez ensuite commencer par celui qui vous semble le moins difficile à arrêter. Privé du soulagement que ce comportement vous procure, vous ressentirez d'abord une anxiété dont l'intensité variera selon votre conviction face à son utilité. Comme pour l'exposition à des situations ou à des pensées, vous constaterez que votre anxiété baisse d'une fois à l'autre. Cela s'explique par le phénomène d'habituation. En d'autres mots, vous constaterez que le danger que vous appréhendiez n'existe pas ou était nettement exagéré.

Isabelle a appris qu'elle avait un cancer du sein il y a deux ans. Depuis la fin de ses traitements, elle est très inquiète face à une possible récidive. Elle autoexamine ses seins quotidiennement en prenant sa douche et demande régulièrement à son conjoint de vérifier si elle a une bosse. Au moindre symptôme inhabituel, la première interprétation qui lui vient en tête est qu'il pourrait s'agir d'un signe de récidive. Pour se rassurer, elle consulte son médecin de famille. Elle navigue également sur Internet pour savoir si ce symptôme peut vraiment être un signe d'évolution de cette maladie.

Isabelle présente plusieurs comportements de réassurance. Or la diminution de son anxiété est nulle ou du moins très passagère. Afin de mieux composer avec ses inquiétudes, Isabelle a été invitée à établir une hiérarchie de ses comportements de réassurance et a commencé à les éliminer un à un en commençant par celui qui semblait le plus facile à travailler (chercher des informations sur le cancer sur Internet). Au fil des semaines, elle a aussi réduit la fréquence à laquelle elle effectuait son autoexamen des seins jusqu'à se plier à celle recommandée par son médecin. Elle a ainsi constaté que rien de ce qu'elle appréhendait ne survenait (récidive) et que le cancer prenait de moins en moins de place dans son esprit.

La résolution de problèmes

Lorsque l'anxiété concerne des difficultés fortement susceptibles de se produire ou encore des décisions difficiles à prendre, une autre stratégie comportementale extrêmement efficace peut être la résolution de problèmes. Il s'agit d'établir un plan d'action. Cela pousse la personne à surmonter ses ruminations anxieuses en envisageant des solutions concrètes. La procédure de résolution de problèmes s'effectue en cinq étapes résumées dans la grille de la page suivante que je vous invite à utiliser[1]. Il n'est pas toujours nécessaire d'y avoir recours aussi rigoureusement, en particulier si le problème présente une solution évidente. Pour les situations ou les décisions plus complexes, le fait de compléter ces étapes par écrit sera par contre très utile.

1) **Identifier le problème le plus clairement possible.** Cette première étape semble évidente, mais il arrive qu'une difficulté engendre tellement d'anxiété et semble si insoluble que le problème de base n'est pas clair. À cette étape, il faut donc préciser le problème en utilisant uniquement des faits et en laissant de côté vos émotions (*J'ai de graves difficultés financières*; *Je dois décider si je vais accepter la chimiothérapie*). Sans une définition claire de celui-ci vous serez incapable de trouver des solutions appropriées, un peu comme si vous partiez en voyage sans aucune idée de l'endroit où vous voulez aller. Par ailleurs, une situation très complexe pourra être divisée en plusieurs problèmes, ce qui en facilitera la résolution. Dans ce cas, il faudra effectuer cette série d'étapes pour chaque problème.

2) **Établir une liste de toutes les solutions possibles.** Avant de trouver des solutions possibles[2], il sera souvent utile de vous renseigner sur le problème que vous avez nommé. Par

---

1. La description de cette procédure est inspirée de celle présentée dans Nezu, A. M., Nezu, C. M., Friedman, S. H., Faddis, S. & Houts, P. S. (1998). *Helping Cancer Patients Cope: A Problem-Solving Approach*. Washington, DC: American Psychological Association.
2. La grille de la page suivante dispose d'un espace pour deux solutions possibles seulement, mais devra être adaptée si plus de deux solutions sont trouvées de façon à pouvoir en analyser séparément les avantages et les inconvénients.

Grille de résolution de problèmes

1) Identifier le problème :

2) Énumérer toutes les solutions possibles :

3) Identifier les avantages et les inconvénients de chaque solution et évaluez
à quel point ils sont importants pour vous selon le code suivant :
+++ = très important ; ++ = assez important ; + = un peu important ; 0 = neutre

Solution 1 :

Avantages	Inconvénients
Total des + :	Total des + :

Solution 2 :

Avantages	Inconvénients
Total des + :	Total des + :

4) Préciser la solution retenue et les étapes du plan d'action :

5) Évaluer les résultats :

exemple, s'il s'agit d'accepter ou non la chimiothérapie, il serait souhaitable de vous informer sur son efficacité et ses effets secondaires possibles. Il faudra alors consulter des personnes compétentes en la matière (comme votre médecin) plutôt que de demander à vos proches ou de naviguer sur Internet. Puis, de la même manière que vous identifieriez toutes les routes qui existent pour vous rendre du point A au point B, faites la liste de toutes les solutions qui s'offrent à vous. Cela permettra d'augmenter vos chances d'en trouver une qui soit efficace. Il est très important d'établir cette liste sans vous censurer et sans tenir compte de la réalité ou de l'éventuelle efficacité de ces solutions. En effet, rejeter vos idées à mesure qu'elles vous viennent en tête ne ferait que bloquer votre processus de remue-méninges.

3) **Peser les avantages et les inconvénients de chaque solution.** Il est maintenant temps de juger quelle est la meilleure option. Les problèmes complexes se résolvent rarement parfaitement. En fait, les solutions optimales sont celles qui sont associées au meilleur ratio coût-efficacité, c'est-à-dire qui maximisent les conséquences positives et minimisent les négatives. Cette analyse sera réalisée en pesant les avantages et les inconvénients de chaque solution envisagée. Pour ce faire, vous pouvez imaginer les conséquences de chaque solution sur vous-même et votre entourage. Précisez également les conséquences à court terme et à long terme de chaque option. Prenez aussi en considération les probabilités que cette solution fonctionne vraiment et que vous puissiez l'appliquer efficacement. Ensuite, puisque chaque élément de réponse n'aura pas la même importance à vos yeux, précisez à quel point chacun des avantages et des inconvénients est important pour vous en utilisant le code suivant : +++ = très important ; ++ = assez important ; + = un peu important ; 0 = neutre. Vous devrez ensuite déterminer

quelle solution apporte le résultat le plus souhaitable en additionnant les signes + dans chaque colonne et en les comparant. Une autre façon de procéder, requérant moins de calcul, est d'imaginer que les avantages se trouvent tous d'un même côté d'une balance, et que les inconvénients sont tous de l'autre. De quel côté la balance penche-t-elle? Avantages ou inconvénients? Vous choisirez alors l'option dont les avantages pèsent le plus lourdement dans la balance.

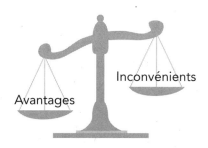

4) **Préciser la solution retenue et passer à l'action.** Si vous avez fait cet exercice dans le but de prévoir un plan d'action pour l'avenir, gardez-le à portée de main afin de vous en servir le moment opportun. S'il s'agit d'une difficulté actuelle, il est temps de déterminer la solution retenue et de passer à l'action. Vous aurez tout avantage à planifier les étapes de l'exécution de votre plan. Quelles sont les choses concrètes à faire pour implanter votre solution? Où commencerez-vous à l'appliquer et comment? Que ferez-vous exactement?

5) **Évaluer les résultats.** Il est souvent pertinent d'envisager une façon de vérifier si la solution a atteint l'objectif de départ. Par exemple, si la solution retenue pour composer avec des difficultés financières était de diminuer un endettement, une consultation de vos relevés de comptes bancaires permettra de constater son efficacité. Si votre solution a eu le résultat escompté, bravo! Vous avez réussi votre processus

de résolution de problèmes! Sinon, essayez de voir pourquoi la solution n'a pas fonctionné. Au besoin, reprenez l'exercice, ce qui vous permettra d'identifier de nouvelles solutions sans doute plus efficaces.

Voici un exemple illustrant comment utiliser la grille de résolution de problèmes.

---

1) Identifier le problème:
Je dois décider si je recevrai de la chimiothérapie.

---

2) Énumérer toutes les solutions possibles:
- Accepter la chimiothérapie
- Refuser la chimiothérapie

---

3) Identifier les avantages et les inconvénients de chaque solution et évaluez à quel point ils sont importants pour vous selon le code suivant:
+++ = très important; ++ = assez important; + = un peu important; 0 = neutre

---

Solution 1: Accepter la chimiothérapie

Avantages	Inconvénients
- Le médecin m'a dit que cela augmenterait de 20% mes chances de guérison +++ - J'aurai ainsi la certitude d'avoir mis toutes les chances de mon côté +++ - Mon mari et mes enfants seront contents ++	- Je vais perdre mes cheveux + - Je vais avoir des nausées + - Cela allongera la durée de mes traitements et retardera mon retour au travail ++
Total des +: 8	Total des +: 4

---

4) Préciser la solution retenue et les étapes du plan d'action:
Accepter la chimiothérapie: 1) Appeler l'infirmière et lui confirmer ma décision; 2) prendre rendez-vous avec la clinique d'hématologie; 3) mettre mon employeur au courant; et 4) me renseigner sur les prothèses capillaires.

---

5) Évaluer les résultats:
Je suis contente de ma décision. Mon anxiété a beaucoup diminué.
La chimiothérapie a retardé mon retour au travail, mais j'ai eu peu d'effets secondaires. Ma prothèse capillaire avait l'air naturel et j'ai l'impression d'avoir fait tout ce qu'il fallait pour guérir.

Cet exercice de résolution de problèmes a permis à cette patiente de constater que les avantages de la chimiothérapie étaient plus importants (pesaient plus lourd dans la balance) que les inconvénients. (Il faut mentionner que nous n'avons pas illustré les avantages et les inconvénients de la deuxième solution, soit refuser la chimiothérapie, puisqu'il s'agissait des avantages et des inconvénients inverses.) La patiente s'est avérée très satisfaite de sa décision et a constaté une nette baisse de son anxiété.

Restructurer les pensées anxieuses

En plus de modifier ses comportements, il faut restructurer ses pensées négatives pour favoriser une meilleure gestion de l'anxiété. Comme pour la dépression, cette liste de pensées ne pourra être exhaustive, chaque individu ayant sa propre réalité. J'ai choisi de présenter des cognitions souvent rapportées en clinique et qui serviront de modèles pour la restructuration des autres pensées anxieuses que vous entretenez.

« Ce [symptôme physique] est un signe de récidive »
« Si le cancer revient, je vais mourir »
Quand on est atteint d'une maladie, il arrive que l'on devienne plus à l'écoute de ses symptômes physiques. Pour certaines personnes, cette surveillance deviendra chronique et tout symptôme inhabituel sera interprété comme un signe de récidive. La difficulté est de départager ce qui est normal de ce qui est suspect et devrait faire l'objet d'un examen médical. S'il s'agit d'une nouvelle manifestation que vous n'avez encore jamais rapportée à votre médecin, et qui est difficilement explicable, il est important d'en discuter rapidement avec lui. À l'inverse, si vous avez déjà eu ce symptôme et que votre oncologue vous a déjà dit de ne

pas vous inquiéter, ou encore si cette manifestation ne fait pas partie des signes de récidive qu'il vous a énoncés, une consultation immédiate n'est probablement pas nécessaire. Vous pourrez attendre votre suivi régulier pour en discuter. Il en va de même quand un lien entre le symptôme ressenti et le cancer paraît très improbable. Il faut savoir aussi que plus on se concentre sur un signe physique, plus celui-ci semble intense. Ceci est particulièrement vrai pour les symptômes subjectifs comme la douleur ou la fatigue. L'anxiété éprouvée face à un symptôme contribue à l'aggraver, ce qui intensifie l'inquiétude.

Élise est très inquiète à l'idée d'une récidive potentielle de son cancer de l'ovaire. Chaque fois qu'elle ressent un symptôme physique, elle a tendance à l'attribuer à une récidive. Un jour, elle s'est sentie très nerveuse, car cela faisait deux semaines qu'elle avait mal à la gorge et elle s'est demandé si cela ne voulait pas dire que des cellules tumorales s'étaient réactivées dans son corps. À une autre occasion, elle a cru avoir des métastases cérébrales parce qu'elle avait mal à la tête depuis quelques jours.

Les pensées d'Élise constituent des erreurs de prévision qui sont, comme nous l'avons déjà vu, un type de distorsions cognitives. Élise pourra s'interroger sur le bien-fondé de ses conclusions au sujet des symptômes qu'elle ressent à l'aide de questions telles que : « Quelles sont les preuves que ce symptôme soit vraiment un signe de récidive ? Pourrait-il être expliqué autrement ? Mon anxiété au sujet de cette manifestation est-elle utile ? Quel est le pire qui puisse arriver ? Quelle est la meilleure chose qui puisse arriver ? Quelle est l'issue la plus probable ? »

Afin de mieux évaluer la justesse de vos interprétations, il sera souvent nécessaire de poser des questions à votre

médecin traitant, généralement votre oncologue, une source d'information bien meilleure qu'Internet, que vos amis
ou que d'autres personnes ayant été traitées pour un cancer. En effet, bien que vos amis ou que des groupes d'entraide puissent vous donner du soutien, une forme d'aide
non négligeable, il n'en demeure pas moins que c'est votre
médecin qui possède toutes les informations sur votre propre cas. Tous les cancers ne sont pas identiques.

J'en profite pour mentionner qu'il peut être extrêmement utile de préparer à l'avance une liste de questions
pour vos visites médicales. Cela évitera d'en oublier dans
le feu de l'action. Le fait de se référer à cette liste durant la
consultation permettra au médecin de comprendre l'importance de ces questions pour vous et le mettra dans de
bonnes dispositions pour y répondre. Enfin, je vous suggère d'être accompagné d'un proche, en particulier au moment des rencontres initiales (confirmation du diagnostic,
planification des traitements). Les professionnels de la santé
ont souvent tendance à donner beaucoup d'information en
peu de temps et il n'est pas toujours aisé de comprendre
leur vocabulaire spécialisé. Cela est d'autant plus difficile
pour une personne anxieuse qui doit composer avec sa
réaction émotive. Le proche qui vous accompagnera aura
plus de distance, ce qui facilitera sa mémorisation des ren-
seignements. Il pourra même prendre des notes que vous
pourrez relire à tête reposée. Une autre option possible,
mais seulement si votre médecin l'autorise, est d'apporter
un magnétophone portatif pour enregistrer ses propos.

Comme le montrent les deux grilles suivantes, l'exercice
de restructuration cognitive peut varier en fonction de la
sévérité des symptômes et de leur pertinence par rapport au
type de tumeur que vous avez eue. Dans le premier exercice,
Élise admet que le lien entre le mal de gorge et le cancer de
l'ovaire est pratiquement impossible, ce qui lui permet d'em-

blée d'éliminer cette interprétation erronée. Dans le deuxième, Élise reconnaît que les maux de tête peuvent être un signe de métastases cérébrales, mais concède en avoir souvent eus sans que ceux-ci soient liés au cancer, ce qui ébranle son interprétation. Toutefois, considérant que les maux de tête peuvent être attribuables à des métastases cérébrales, il est essentiel, puisque le but est d'adopter des interprétations réalistes et non des pensées positives, d'envisager aussi le pire scénario. Cela permet à Élise d'admettre que même si une récidive constituerait une très mauvaise nouvelle, cela n'annoncerait pas forcément la fin puisque beaucoup de patients survivent des années après la découverte et le traitement de leurs métastases. Nous y reviendrons au chapitre 9.

Situation	Pensées négatives (+ distorsions cognitives)	Émotions (%)	Pensées réalistes	Émotions (%)
J'ai mal à la gorge depuis deux semaines.	« Mon cancer est réactivé. » (erreur de prévision)	Anxiété (80 %) Déprime (25 %)	« Il n'y a aucun lien entre le mal de gorge et le cancer de l'ovaire ! » « Beaucoup de personnes autour de moi ont le rhume ces temps-ci ; c'est probablement ce que j'ai aussi. » « Si le symptôme dure encore plusieurs jours, je vais consulter mon médecin. » « Le scénario le plus probable est que ça disparaîtra tout seul. Au pire, j'aurai à prendre des antibiotiques. »	Anxiété (20 %) Déprime (0 %)

Situation	Pensées négatives (+ distorsions cognitives)	Émotions (%)	Pensées réalistes	Émotions (%)
J'ai mal à la tête depuis quelques jours.	« Ça doit être des métastases cérébrales. » (erreur de prévision) « Je ne passerai pas l'hiver. » (erreur de prévision, exagération)	Anxiété (100 %) Déprime (80 %)	« J'ai l'habitude d'avoir ces douleurs quelques jours par mois, c'est peut-être juste un mal de tête normal. » « Mes derniers tests ne révélaient aucune trace de cancer. » « Plus je m'inquiète au sujet de mon mal de tête, plus celui-ci devient intense. » « Si mon mal de tête dure ou s'intensifie, je vais consulter mon médecin pour en avoir le cœur net. » « Le pire qui puisse arriver est que j'aie un cancer métastatique. Si c'était le cas, il y a des traitements pour les métastases et cela ne veut pas dire que je mourrai dans l'année. » « Le scénario le plus probable est que ce ne sont que des maux de tête sans rapport avec mon cancer. »	Anxiété (30 %) Déprime (20 %)

« Si je m'inquiète d'une récidive, elle ne va pas se produire »
« Si je m'inquiète d'une récidive, je vais la déclencher »

Ces deux pensées contradictoires sont le reflet de cette croyance voulant que les pensées aient un pouvoir, ce qui relève davantage de la superstition que de la réalité. Dans le premier cas, la personne croit que l'inquiétude au sujet d'une chose diminue la probabilité qu'elle se produise, donc que celle-ci a une utilité. L'inquiétude lui servira à mieux se préparer si l'événement appréhendé survenait. En fait, il n'en est rien puisque la personne ne s'attarde pas à résoudre le problème lorsqu'elle s'inquiète. Si c'était le cas, elle trouverait une solution et cesserait vraisemblablement de se tourmenter. Il vaut beaucoup mieux chercher activement une solution, par exemple en utilisant la stratégie de résolution de problèmes, que de se morfondre en espérant que l'anxiété, une manifestation très dérangeante, règle la situation toute seule !

Si vous n'êtes pas encore convaincu que l'anxiété est inutile, je vous invite à remplir cette grille des preuves et des contre-preuves. Dans la première colonne, inscrivez les preuves que l'idée voulant que les inquiétudes préviennent le danger est vraie. Il faut donc inscrire des situations qui vous ont tourmenté et qui ne se sont pas produites (perte d'emploi, enlèvement de vos enfants, etc.). Dans la deuxième colonne, indiquez les contre-preuves, c'est-à-dire des exemples d'épreuves survenues sans que vous les ayez appréhendées ou encore des exemples de situations dont vous ne vous êtes pas inquiété et qui ne sont pas arrivées non plus. Vous êtes-vous réellement soucié de tout ce qui n'est pas survenu dans votre vie ? A-t-il réellement fallu vous inquiéter de toutes les maladies (diabète, accident cérébro-vasculaire, infarctus, sclérose en plaques, infection au VIH, etc.), de toutes les catastrophes naturelles (ouragan, tremblement de terre, feu de forêt, etc.) et de toutes les pertes possibles

Grille des preuves et des contre-preuves

Croyance :	
Preuves que ma croyance est vraie	Preuves que ma croyance est fausse
1. _____	1. _____
2. _____	2. _____
3. _____	3. _____
4. _____	4. _____
5. _____	5. _____
6. _____	6. _____
7. _____	7. _____
8. _____	8. _____

Grille traduite et adaptée avec la permission de l'auteur et de l'éditeur ; Beck, J. S. (1995). *Cognitive Therapy : Basics and Beyond*. New York : Guilford Press.

(décès de vos proches, divorce, etc.) pour qu'elles ne surviennent pas ? En faisant cet exercice, vous constaterez que la liste de difficultés pour lesquelles vous ne vous êtes pas tracassé et qui n'ont pas eu lieu peut devenir très longue. Vous constaterez aussi que beaucoup d'épreuves se sont produites sans que vous les ayez redoutées. Vous aurez ainsi la preuve que l'inquiétude n'empêche pas les événements malheureux de se produire, ce qui inclut la question d'une récidive.

La deuxième croyance veut que le fait de se tracasser à propos d'une situation la provoquera. La personne qui croit cela sera très encline à l'évitement cognitif. En effet, elle sera portée à chasser de son esprit toutes les pensées de cancer, de peur que celles-ci ne provoquent une récidive. Pour modifier votre conviction face à cette croyance, je vous suggère de faire ce même exercice de preuves et de contre-preuves. Dans la colonne des preuves, vous inscrirez des événements que vous avez vécus et que vous avez appréhendés, alors que, dans la colonne des contre-preuves, vous inscrirez des épreuves qui se sont produites sans que vous vous en soyez soucié auparavant ou encore des situations pour lesquelles vous vous êtes inquiété et qui ne sont jamais survenues. Vous constaterez alors que vous avez « réussi à provoquer » bien peu de situations en vous en inquiétant.

Vous pourrez aussi tenter un autre genre d'exercices : un test comportemental qui permet de vérifier dans la réalité le fondement d'une croyance. Ainsi, si vous croyez que le fait de penser à une chose peut la provoquer, vous pourriez vous obliger à réfléchir chaque jour à un événement malheureux et voir si celui-ci survient. À ce propos, j'ai déjà suggéré à une patiente de penser plusieurs minutes par jour à la possibilité que j'aie un accident au cours de la semaine. Bien entendu, comme l'idée était bien ancrée en elle, elle s'est sentie très anxieuse en faisant cet exercice et c'est avec un immense soulagement qu'elle m'a retrouvée en pleine santé la semaine suivante ! Cet exercice aura eu l'heur de lui prouver que son inquiétude ne pouvait pas provoquer les événements, ce qui a diminué considérablement sa conviction que sa peur d'une récidive pouvait en déclencher une. Par conséquent, ses pensées récurrentes (et son évitement) face à une possible récidive se sont également beaucoup atténuées.

« Il m'est impossible d'être heureux ou de faire des projets d'avenir si je n'ai pas la certitude que le cancer ne reviendra pas »
Plusieurs personnes ayant été traitées pour un cancer ont du mal à composer avec l'incertitude inhérente à cette

maladie. Même pour les cancers qui ont les meilleurs pronostics, il demeure impossible de prédire avec certitude qui aura une récidive et qui n'en aura pas. Certains attendent les cinq ans fatidiques sans signe d'évolution pour se considérer en rémission, voire guéris. Toutefois, même après cinq années, une récidive demeure malheureusement possible. Souvent, les oncologues donneront un pourcentage à leurs patients, mais comme la probabilité de guérir n'est jamais 100 %, cette information n'est pas toujours rassurante, en particulier pour les personnes anxieuses et intolérantes à l'incertitude, car elles ont tendance à surestimer leur risque de récidive. Pour ces personnes, il peut être très utile d'appliquer cette probabilité à une issue heureuse comme gagner à la loterie. Que penseriez-vous si on vous disait que vous avez 95 %, 75 %, 50 % ou même 30 % de chances de gagner à la loterie ? Je pourrais « parier » que vous vous sentiriez très confiant de gagner et avec raison ! Rappelons-nous ici que les chances de gagner à la loterie 6/49 sont environ de 1 sur 14 millions ! Or cela n'empêche pas les gens d'acheter des billets et de rêver qu'ils gagneront un jour ! Pourquoi ne pas être aussi confiant lorsqu'on parle d'une récidive de cancer ?

Par ailleurs, comment vivre heureux alors que l'on sait que le cancer pourrait revenir à tout moment ? Comment continuer à faire des projets d'avenir si l'on n'est pas certain d'être encore là pour les réaliser ? Le contrôle personnel est une valeur très prisée dans les sociétés occidentales. Nous aimons sentir que nous avons du pouvoir sur notre vie. Cependant, il faut bien admettre qu'il est absolument impossible de tout contrôler, en particulier la santé. De la même manière que vous n'avez pu empêcher l'apparition de ce premier cancer, vous ne pourrez en contrôler une éventuelle récidive. La santé n'est pas la seule chose sur laquelle nous n'avons pas un pouvoir absolu. Toute la vie est parsemée d'imprévus et d'incertitudes. En fait, la seule chose dont nous soyons absolument certains est que nous allons tous mourir un jour. Nous ne savons ni quand, ni comment, mais nous savons que c'est ce qui nous attend tous. Cette perspective n'empêche pourtant pas les gens d'être heureux.

Je repose donc la même question. Comment pouvez-vous faire pour être heureux sans être sûr que ce cancer soit complètement guéri ? Eh bien, de la même façon que l'on s'arrange pour être heureux sans savoir si notre couple durera toute la vie, si nos enfants ne deviendront pas des délinquants, s'ils ne seront pas attaqués en marchant dans la rue, si nos parents n'auront pas la maladie d'Alzheimer et si notre maison ne sera pas détruite par un incendie. Il faut vous concentrer sur la vie et sur ce qu'elle peut vous apporter de bon, et non sur les événements malheureux qui risquent de se produire à tout instant. Comme nous l'avons vu, l'anxiété ne nous aide pas à mieux nous préparer aux éventuelles épreuves. Mieux vaut vivre intensément le moment présent et composer avec les difficultés au moment où celles-ci surviennent. Le vieil adage « Nous traverserons la rivière quand nous y arriverons » est donc plein de bon sens. Par ailleurs, si vous souhaitez en savoir plus sur la façon d'être plus heureux, je vous invite à lire un livre très intéressant de Sonja Lyubomirsky, *Comment être heureux… et le rester*[1]. Dans cet ouvrage, l'auteure avance que le bonheur n'est pas uniquement attribuable à ce que nous possédons (bonne santé, possessions matérielles, argent, etc.) ou à une prédisposition innée, mais aussi aux efforts que nous déployons à le devenir et à le rester.

---

1. Lyubomirsky, S. (2008). *Comment être heureux… et le rester*. Montréal : Flammarion Québec.

Nous avons expliqué que l'anxiété et la peur de la récidive étaient, à différents degrés, des symptômes quasiment universels chez les personnes atteintes de cancer. Nous avons également décrit en quoi l'évitement comportemental ou cognitif et les comportements de réassurance excessifs étaient néfastes. Nous avons proposé plusieurs stratégies alternatives pour composer avec l'anxiété : l'exposition, la résolution de problèmes et la restructuration cognitive. Plusieurs croyances erronées en ce qui a trait à l'effet des inquiétudes ont également été abordées.

Chapitre 6

La colère

Ce chapitre est consacré à la colère, une émotion dérangeante très fréquente chez les personnes atteintes de cancer bien qu'elle soit moins bien documentée que ne le sont la dépression ou l'anxiété. Je débuterai en abordant les raisons pour lesquelles certaines personnes répondent de manière colérique aux événements et, surtout, les désavantages d'une telle réaction. Ensuite, je proposerai des techniques d'affirmation de soi et d'autres stratégies comportementales pour la conjurer. Enfin, je montrerai comment utiliser la restructuration cognitive pour modifier le discours interne qui mène à la colère. Si vous êtes fâché à cause de votre diagnostic de cancer (*C'est injuste que ça m'arrive à moi*) et envers votre médecin (*C'est un incompétent!*) ou votre famille (*Elle ne m'aide pas comme elle le devrait*), je vous invite à lire ce chapitre.

Pourquoi éviter de céder à la colère ?

À ma connaissance, aucune étude n'a encore traité de la prévalence de la colère chez les personnes atteintes de cancer, sans doute parce qu'il s'agit d'un sentiment plus passager et épisodique que la dépression ou l'anxiété. Il s'agit néanmoins d'une autre réaction commune au cancer, en particulier au cours des semaines suivant le diagnostic ou l'annonce d'une récidive. Certaines personnes sont davantage prédisposées à réagir avec rage à une mauvaise nouvelle. La propension à éprouver de la colère serait essentiellement attribuable à l'apprentissage social. Il s'agirait donc d'une habitude acquise qui viendrait du fait qu'enfant nous avons observé nos parents ou d'autres personnes significatives réagir avec impatience aux événements. Puisqu'il s'agit d'un comportement appris, il est possible d'assimiler de nouvelles façons de répondre aux diverses situations ou, du moins, avec un niveau de colère moins intense, car ce sentiment entraîne plusieurs conséquences négatives.

Plusieurs mythes persistent au sujet de la colère[1]. Par exemple, l'idée qu'exprimer sa rage aiderait à se libérer émotionnellement et permettrait de mieux composer avec les événements. La vérité est que crier et tempêter ne réduit en rien la colère. Cela ne fait que l'alimenter. Plus on exprime sa fureur, plus on se découvre des raisons de demeurer fâché. Cela crée une spirale entraînant des niveaux de plus en plus élevés de colère qui empêchent de trouver des solutions efficaces aux problèmes.

La colère a également un coût physiologique. Elle déclenche une réaction de stress caractérisée par une augmentation du rythme cardiaque, de la pression sanguine et de la tension musculaire. De multiples travaux de recherche ont même montré que la colère chronique ou l'hostilité, une disposition personnelle à manifester de l'agressivité, étaient associées à un risque accru de maladies cardiaques. Loin de moi l'idée de vous transmettre une nouvelle peur, la colère occasionnelle n'ayant pas d'effets aussi tragiques sur la santé. Il faut néanmoins prendre conscience de ses effets physiologiques négatifs.

---

1. Cette information est inspirée du livre de McKay, M., Rogers, P. D. & McKay, J. (2003). *When Anger Hurts : Quieting the Storm Within* (2ᵉ édition). Oakland, CA : New Harbinger Publications.

Enfin, la colère et l'irritabilité nuisent considérablement aux relations. Qui aime se faire crier après ou être blâmé pour tout ce qui arrive de mal ? Les gens ont tendance à réagir avec rage lorsqu'ils se sentent attaqués. Cela provoque une escalade d'agressivité difficile à renverser. Peut-être obtiendrez-vous parfois ce que vous désirez en manifestant votre colère. Toutefois, les personnes que vous aurez agressées vivront de plus en plus de ressentiment par rapport à ce que votre colère provoque chez elles, ce qui, tôt ou tard, pourra les conduire à prendre leurs distances avec vous. C'est ainsi que la colère mal gérée affectera la qualité de vos relations conjugales, familiales, sociales et professionnelles, provoquant même des ruptures.

Les pièges de la colère

La colère a certaines caractéristiques communes avec la culpabilité. Comme pour les interprétations menant à la culpabilité, celles menant à la rage visent tout autant à identifier le responsable de la situation. Dans le premier cas, la personne qui se culpabilise se blâme elle-même de ce qui lui arrive, alors que, dans le deuxième, elle tend à blâmer les autres. Ces deux comportements sont également néfastes.

Le discours interne d'une personne en colère est très souvent caractérisé par les « dois » et les « devrais », un type de distorsions cognitives. Comme nous l'avons vu au chapitre 3, cette forme d'erreur de logique, lorsque dirigée vers autrui, indique des règles plutôt rigides sur la façon dont les autres devraient se comporter. Ces pensées présupposent que les gens savent exactement comment se comporter avec vous face à tout ce que vous vivez, et que s'ils ne le font pas c'est parce qu'ils sont incompétents, égoïstes ou stupides ! Ainsi, l'étiquetage est une autre distorsion cognitive menant fréquemment à la colère.

En réalité, puisque chaque personne est distincte, vous êtes la seule à savoir ce dont vous avez besoin et ce que vous désirez. Vous avez donc la responsabilité de communiquer clairement vos attentes à votre entourage. Les autres ne peuvent deviner ni vos pensées ni vos sentiments. Si vous attendez qu'ils les découvrent avec des sous-entendus, des commentaires vagues, voire des silences (les personnes en colère utilisent souvent la bouderie pour communiquer leurs désirs), vous risquez que vos proches se trompent et n'adoptent pas exactement le comportement que vous souhaitez. Même les besoins qui vous semblent les plus évidents peuvent demeurer imperceptibles par votre entourage. Si vous avez besoin de parler, dites-le! Vous désirez, au contraire, avoir un peu de solitude? Il est possible de le dire clairement et sans agressivité de manière à ne blesser personne. Vous avez besoin d'une aide plus concrète (comme prendre soin de vos enfants ou de votre maison)? Demandez-le! Les personnes que vous sollicitez refuseront peut-être vos demandes pour toutes sortes de raisons, mais vous aurez tout de même plus de chances d'avoir de l'aide en la demandant qu'en attendant qu'elle arrive par miracle!

Il est également fondamental de saisir qu'il est tout à fait juste que chaque personne mette d'abord ses propres besoins au premier plan. Cela n'en fait pas des personnes égoïstes pour autant. Vos proches ont à vivre avec leurs propres difficultés, notamment avec les inquiétudes qu'ils éprouvent face à votre cancer. Ils ont aussi leurs propres besoins. Les personnes dotées d'un altruisme absolu, qui font passer leurs propres désirs toujours après ceux des autres, sont très rares. Par ailleurs, le degré d'empathie qu'une personne peut manifester à votre égard peut varier au fil du temps, selon ce qui se passe dans sa propre vie et selon la qualité de votre relation à ce moment. Il est donc irréaliste de s'attendre à ce que tous vos proches soient constamment disponibles pour vous. Puisque chaque personne a ses priorités, il est tout à fait normal que des conflits entre vos besoins et ceux des autres puissent survenir. J'aborderai maintenant quelques stratégies comportementales pour faire en sorte que vos besoins soient comblés ou encore pour que vous acceptiez qu'ils ne le soient pas ou, du moins, pas entièrement.

Quelques comportements à adopter

Faire des demandes[1]

Les membres de votre entourage ne pouvant deviner vos besoins, il est de votre responsabilité de leur communiquer clairement ce que vous désirez en ayant recours aux stratégies d'affirmation de soi. La première étape consiste à identifier la nature de votre demande et à qui celle-ci devrait s'adresser. De quoi avez-vous besoin ? D'aide concrète ou de soutien émotionnel ? Y a-t-il plus d'une personne à qui vous pouvez faire cette requête ? Si oui, laquelle est la plus en mesure de combler ce besoin actuellement compte tenu de la nature de votre relation avec elle et de sa disponibilité ? Si vous hésitez toujours à demander clairement de l'aide, interrogez-vous sur les risques de formuler ou non cette demande. En fait, le seul désagrément susceptible de se produire est que la personne refuse. En revanche, vous risquez beaucoup à ne solliciter personne, comme vivre de l'isolement, de l'impuissance et encore plus de colère.

La deuxième étape consiste à formuler ladite requête. Pour ce faire, il importe d'abord d'attirer l'attention de la personne tant par votre attitude physique (en regardant la personne dans les yeux, en parlant assez fort pour être

---

1. Cette section est inspirée du livre de Boisvert, J.-M. & Beaudry, M. (1999). *S'affirmer et communiquer* (2ᵉ édition). Montréal: Les Éditions de l'Homme.

entendu) que par votre discours lui-même (*J'ai un service à te demander*). De plus, faire une demande dans un environnement bruyant ou en public n'est probablement pas la meilleure stratégie, car la personne sera facilement distraite. Cette demande doit être brève et claire. Il arrive souvent que les personnes camouflent leur demande sous un long exposé un peu confus, truffé d'excuses et de justifications (*Je sais que je te demande souvent de m'aider, mais j'ai demandé à ma mère, et tu sais comment elle est, elle ne pense qu'à elle, alors j'ai pensé que peut-être tu aurais le temps, puisque tu as fini ton dossier important, de m'aider à...*). Ce genre de demandes entraîne beaucoup de confusion et diminue vos chances d'avoir gain de cause. Il arrive aussi que ce verbiage vise à manipuler la personne et à la forcer à accepter vos demandes (*Tu sais à quel point il est difficile pour moi de vivre avec le cancer, alors je pense que tu devrais...*). Ces tentatives augmenteront peut-être les probabilités que la personne acquiesce à une première requête, mais elles les diminueront à la longue, puisque personne n'aime se sentir manipulé. Aussi, il vaut mieux utiliser le « je », moins confrontant (*J'aimerais que tu m'aides à faire...*; *J'aimerais que tu me demandes plus souvent comment je vais*; *J'aimerais que tu m'écoutes plus attentivement lorsque je te parle de ce que je vis*), plutôt que le « tu » (*Tu devrais m'aider davantage*). Il est également primordial d'utiliser la première personne du singulier, plutôt que la deuxième, pour communiquer nos sentiments négatifs et les transformer en demandes positives (*Je me sens seul pour affronter cette maladie et j'aimerais beaucoup que tu m'accompagnes à mes traitements* plutôt que *Tu devrais savoir que c'est difficile d'aller à des traitements tout seul*).

Il arrive souvent qu'une seule demande ne soit pas suffisante pour vous faire entendre et que vous ayez besoin de la réitérer. Il importe alors que vos requêtes soient répétées patiemment et sans agressivité afin d'éviter que la colère n'envenime la qualité de vos relations. Vous devrez alors continuer d'utiliser le « je » et exprimer ce que vous souhaitez brièvement et clairement, sans vous perdre dans des justifications excessives ou dans des reproches. Il s'agit de la technique du disque brisé. Toutefois, à la différence d'un vrai disque sautant toujours sur le même sillon (pour ceux qui se souviennent de quoi il s'agit...), il ne s'agit pas de répéter toujours la même chose à la manière d'un perroquet, mais plutôt d'être persévérant dans l'expression de son besoin et de tenir compte des réponses de l'autre (*Je comprends que tu es fatigué et stressé par ton travail, mais j'aurais vraiment besoin que tu m'aides davantage dans la maison*).

Il est fort possible que vous deviez essuyer un refus, ce qui est tout à fait normal. Autant vous avez le droit de dire non, comme nous le verrons, autant les autres ont le droit eux aussi. Dans ce cas, il vous faudra envisager des solutions alternatives : développer de nouvelles sources de soutien ou encore lâcher prise.

Apprendre à dire non[1]

La colère est souvent issue de notre incapacité à dire non aux demandes des autres qui veulent que nous fassions des choses contre notre gré. Il est pourtant tout à fait légitime de refuser des demandes que nous jugeons excessives ou que nous n'avons tout simplement pas le goût d'accepter. Là encore, il faudra avoir recours à l'affirmation de soi, c'est-à-dire communiquer son refus patiemment et sans agressivité, en utilisant le « je » plutôt que le « tu », de

---

1. Cette section est inspirée du livre de Boisvert, J.-M. & Beaudry, M. (1999). *S'affirmer et communiquer* (2ᵉ édition). Montréal : Les Éditions de l'Homme.

façon brève et claire et en évitant les longues justifications.

Dans le cadre de mon expérience clinique, il m'est arrivé souvent de rencontrer des personnes atteintes de cancer qui anticipent négativement leur retour au travail. Certaines s'inquiètent de ne pouvoir fournir le même rendement (une question dont nous traiterons au chapitre 8) et d'être incapables de refuser des mandats qu'elles jugent au-dessus de leurs forces. Plusieurs ne souhaitent pas reprendre le travail au même régime que par le passé, celui-ci étant désormais moins prioritaire à leurs yeux. Si c'est votre cas, il sera très utile de clarifier ces points le plus tôt possible auprès de vos supérieurs et de vos collègues. De plus, il faudra vous résoudre à devoir dire non au quotidien et même à répéter vos refus, car il est difficile de défaire des habitudes bien ancrées. Accordez-vous plutôt un temps de réflexion avant d'accepter une nouvelle tâche ou une responsabilité, même lorsque cela semble très stimulant. Vous pourrez alors analyser les avantages et les inconvénients de l'accepter ou non (voir la section sur la résolution de problèmes au chapitre 5). Vous aurez également l'occasion de réfléchir à la façon appropriée de dire non, c'est à dire affirmativement et sans agressivité.

Le retour au travail peut également engendrer une certaine anxiété sociale qui exigera aussi plus d'affirmation. Certains peuvent se demander ce qu'ils répondront à leurs collègues qui leur poseront des questions sur leur santé. Doivent-ils vraiment parler de leur cancer avec tous ceux qui les interrogeront à ce sujet ? Est-il vraiment possible de refuser d'en parler lorsque l'on nous pose directement une question à ce propos ? Après tout, ces collègues ne sont-ils pas simplement aimables de s'en enquérir ? En réalité, la personne atteinte a tout intérêt à garder ses propres besoins au premier plan. Le retour au travail survient souvent à la fin des traitements, un moment où la personne est susceptible d'avoir moins envie de parler de sa maladie, et encore moins avec de vagues connaissances. Il est tout à fait possible, sinon facile, de refuser d'avoir de telles conversations en le disant clairement (*Merci de t'informer de ma santé, c'est vraiment très gentil. Je vais bien maintenant et, en ce moment, j'aimerais mieux ne plus en parler*), et d'enchaîner avec un autre sujet de conversation (*Et toi, comment vas-tu? Comment va la famille?*). Les gens apprécieront votre franchise et sauront mieux comment interagir avec vous à l'avenir.

Développer de nouvelles sources de soutien

Nous avons trop souvent tendance à nous fier uniquement à un nombre limité de personnes pour nous procurer du soutien, comme notre conjoint et nos meilleurs amis. Lors d'une maladie comme le cancer, les besoins augmentent et cela est susceptible de provoquer deux situations. D'une part, il se peut que la personne, soucieuse de ne pas épuiser ou déranger ses proches, limite ses demandes d'aide. D'autre part, il est possible que les proches se fatiguent d'offrir un soutien ou n'en voient plus l'utilité au fil du temps, se rendant ainsi moins disponibles. J'ai souvent entendu des patients regretter que leurs proches ne veuillent plus entendre parler du cancer à la suite de leurs traitements (*Pourquoi parles-tu encore du cancer? Il faut que tu mettes ça derrière toi maintenant!*). Ces deux scénarios mèneront au même résultat: ses besoins étant de moins en moins comblés, la personne éprouvera de la tristesse et de la frustration, voire de la colère.

Si vous ressentez de la déception par rapport au niveau d'aide émotionnelle ou concrète que vous recevez, ou que vous voulez éviter de vivre cela, il importe de développer de nouvelles sources de soutien. Plusieurs options s'offrent à vous. Premièrement, réfléchissez aux personnes qui vous ont proposé de l'aide récemment ou vous ont offert de faire une activité avec vous. En effet, il n'est pas toujours nécessaire que les gens vous soutiennent concrètement ou écoutent vos confidences pendant des heures pour que cela vous fasse du bien. Il est parfois tout aussi bénéfique de passer un moment agréable en bonne compagnie. Si vous avez eu de telles propositions, n'hésitez pas à prendre maintenant les devants et à rappeler ces personnes. Elles attendent peut-être seulement que vous le fassiez !

Deuxièmement, y a-t-il des personnes que vous avez délaissées au cours du temps et que vous pourriez recontacter ? Bien entendu, il serait maladroit et peu avantageux de reprendre contact avec ces personnes avec une demande explicite d'aide. Après tout, une relation harmonieuse doit aller dans les deux sens. Une telle démarche vise plutôt à élargir votre réseau d'amis à la base afin d'avoir éventuellement accès à plus d'occasions de soutien. Vous pourrez également atteindre cet objectif en participant à davantage d'activités de loisirs de groupes, ce qui devrait vous permettre de créer de nouvelles amitiés.

Troisièmement, selon les régions, il existe une foule de groupes d'entraide s'adressant spécialement aux personnes atteintes de cancer. Plusieurs sont même spécifiques à certains types de cancer (voir Annexe 1, p. 253). Ils offrent un large éventail d'activités pour tous les goûts. Ils vous donneront l'occasion de rencontrer d'autres personnes vivant avec le cancer à différentes phases de la maladie. Il peut être très bénéfique de rencontrer d'autres personnes vivant la même chose ou encore d'échanger avec celles qui sont déjà passées au travers et qui ont plus de recul. Plusieurs personnes hésitent à adhérer à ces groupes de peur d'avoir à entendre des histoires difficiles qui pourraient engendrer de nouvelles peurs chez elles (*Et si cela m'arrivait à moi aussi?*). Il est vrai que les groupes d'entraide ne conviennent pas à tout le monde, mais vous ne pouvez pas savoir si cette expérience vous plaira ou non avant de l'avoir essayée. Au demeurant, il ne s'agit pas d'un engagement à long terme; vous pouvez cesser de participer à ces rencontres à tout moment.

Une quatrième façon d'obtenir du soutien est de recourir aux services d'un professionnel de la santé mentale. Nous avons déjà précisé les critères à considérer pour choisir le bon praticien (voir chapitre 1). L'avantage majeur de cette démarche est de vous assurer d'obtenir l'aide qu'il vous faut (car il ne s'agit pas ici d'établir une relation allant dans les deux sens). Cette aide sera individualisée (spécifique à vos besoins personnels) et offerte de manière à maximiser les chances que vous en tiriez profit, notamment si le professionnel utilise une approche dont l'efficacité est prouvée empiriquement comme la thérapie cognitive-comportementale.

Lâcher prise

Si vous êtes frustré et en colère parce que vous avez l'impression que vos proches ou que votre équipe traitante ne vous comprennent pas ou ne vous donnent pas l'aide dont vous avez besoin en dépit de vos demandes explicites, il est possible que vous ayez à réajuster vos attentes envers ces personnes et à lâcher prise. Les espoirs que vous fondez sur elles ne sont peut-être pas réalistes. Il y a des gens qui sont incapables de donner du soutien ou qui ont une capacité très limitée à cet égard. Peu importe ce que vous exigerez d'eux, ils ne pourront pas vous l'accorder. Plus vous essaierez, plus vous deviendrez frustré. De plus, le type d'aide pourra varier d'une personne à l'autre. Certaines personnes seront très efficaces à fournir de l'aide concrète mais seront des confidentes médiocres et vice versa. Cette réalité vous laissera donc deux choix : accepter que la personne soit inapte à vous donner toute l'aide dont vous avez besoin ou mettre un terme à cette relation. La deuxième option devrait être réservée aux relations destructrices (conjoint violent, conflits impossibles à résoudre, etc.), qui vous coûtent plus qu'elles ne vous rapportent. Autrement, vous vous retrouverez rapidement seul et pas plus soutenu dans ce que vous vivez. Diminuer les attentes que vous entretenez envers une personne s'avérera donc l'option de choix dans la plupart des autres situations.

Restructurer les pensées liées à la colère

En plus de ces stratégies comportementales, il faudra utiliser la restructuration cognitive pour modifier vos interprétations engendrant de la colère.

« Pourquoi moi ? C'est injuste que j'aie le cancer ! »
« C'est la faute de mon médecin si j'ai le cancer ! »
« C'est la faute de mon médecin si le cancer est à un stade si avancé ! »

Voyons d'abord le sentiment d'injustice que beaucoup de personnes atteintes ressentent. Ce sont souvent des personnes qui ont tenté de toujours bien faire dans la vie : être des enfants obéissants, des parents présents et attentionnés, des amis fiables ou des citoyens respectueux des lois. À l'annonce de leur diagnostic, ces personnes sont fortement susceptibles de ressentir que la vie est injuste envers elles (*Les criminels devraient avoir le cancer, ils le méritent, eux !*). La triste vérité est que la vie est injuste. Dès le départ, nous ne choisissons pas dans quel pays nous naissons, ni dans quelle famille nous grandissons, ce qui est à la base de différences majeures dans le cours de nos vies. Plus tard, d'autres événements malheureux plus ou moins sous notre contrôle surviendront. Pourquoi certaines personnes semblent-elles plus chanceuses que d'autres? Il est impossible de répondre à ce questionnement. Puisqu'il s'agit d'une question sans réponse, ce qui est une autre forme de distorsion cognitive, il est totalement inutile de se la poser. Cela ne représente qu'un regrettable gaspillage d'énergie.

Certains individus sont fortement tentés d'accuser quelqu'un d'autre de ce qui leur arrive, en particulier leur médecin. Je ne veux pas nier que des erreurs médicales existent. Il est clair que cela est inacceptable et doit être dénoncé. Toutefois, ce n'est pas le cas pour la très grande majorité des tumeurs détectées. Le cancer est souvent silencieux, causant bien peu de symptômes ou encore des signes non spécifiques qui peuvent indiquer la présence de bien d'autres maladies. Cela peut donc être long avant d'établir un diagnostic. Il faut d'abord éliminer les autres causes possibles. Nous avons vu au chapitre 4 qu'il est pertinent de se sentir coupable quand nous avons intentionnellement commis un acte répréhensible. Le même principe s'applique à la colère. Il s'agit d'un sentiment adapté quand la personne vers qui elle est dirigée vous a délibérément fait du mal. Est-ce le cas de votre médecin?

Dans un cas comme dans l'autre, il ne sert absolument à rien de tenter de trouver un coupable. Vous continuez de ruminer les mêmes thèmes, sans trouver de réponses à vos questions. Comme pour le sentiment de culpabilité, il vient un temps où l'on doit se tourner vers l'avenir plutôt que de continuer à ressasser le passé. Au lieu de vous demander pourquoi vous avez eu le cancer, un fait que vous ne pouvez hélas pas changer, demandez-vous ce que vous pouvez faire pour vous y adapter le mieux possible. Lire ce livre est déjà un grand pas dans la bonne direction! Voici un exemple de l'application de la grille de restructuration cognitive qui reprend certaines des idées que j'ai présentées.

Situation	Pensées négatives (+ distorsions cognitives)	Émotions (%)	Pensées réalistes	Émotions (%)
J'ai reçu un diagnostic de cancer la semaine dernière.	«C'est totalement injuste, j'ai toujours pris soin de ma santé!» (tout ou rien) «Bien sûr, c'est toujours à moi qu'arrivent ces choses-là!» (tout ou rien, attention sélective, généralisation à outrance) «Pourquoi la vie est-elle aussi dure avec moi?» (attention sélective)	Colère (100%) Déprime (80%)	«Les causes du cancer ne sont pas bien connues. Ce n'est pas parce qu'on prend soin de sa santé que cela nous assure de ne pas avoir le cancer. Mais cela m'a peut-être évité d'avoir d'autres maladies.» «Personne n'a dit que la vie était facile. Il est normal de vivre des difficultés et d'avoir des maladies.» «Chaque personne doit composer avec son lot de difficultés. J'ai l'impression que la vie est plus dure avec moi, mais que sais-je de la vie des autres pour en juger?» «Il s'agit d'une question sans réponse, je dois maintenant plutôt me concentrer sur la meilleure façon de m'adapter à cette maladie.»	Colère (0%) Déprime (30%)

« Mon médecin est un incompétent ! »

« Les professionnels qui travaillent dans cet hôpital sont tous des incapables ! »

Ces pensées relèvent de l'étiquetage, une forme d'erreur de logique fréquente dans le discours des personnes en colère. L'utilisation de mots chargés comme « incompétent », « égoïste », « stupide », « idiot », « maladroit », « crétin » ne fait qu'entretenir la rage. Or, ces étiquettes extrêmes sont rarement le reflet de la réalité. Prenons un exemple non lié au cancer pour illustrer cette notion.

Denis conduit sa voiture sur l'autoroute. Un automobiliste décide de changer de voie et lui coupe le chemin. Denis doit freiner brusquement pour éviter de l'emboutir. Il se dit : « Non, mais quel chauffard et quel imbécile ! Où a-t-il obtenu son permis de conduire ? Dans une boîte de Cracker Jack®? »

De toute évidence, Denis est furieux. Il blâme l'automobiliste de ce qui vient de se produire. Les reproches sont souvent à la source de la colère. Ce que je veux surtout faire ressortir ici est que Denis utilise beaucoup de mots forts, d'étiquettes négatives à l'égard de cet automobiliste qu'il ne connaît même pas ! A-t-il vraiment tous les éléments en main pour savoir s'il est réellement un chauffard ? Peut-être conduit-il prudemment la plupart du temps et n'a-t-il tout simplement pas vu la voiture de Denis dans son rétroviseur ? Qui n'a jamais commis d'erreur sur la route ? Denis en a sûrement déjà fait aussi. Par ailleurs, a-t-il côtoyé cette personne pour réellement savoir si elle est imbécile ? Être imbécile signifie ne jamais faire quelque chose d'intelligent ou de sensé. Est-ce vraiment le cas de cette personne ? N'a-t-elle pas des qualités, des forces et des compétences ? En fait, personne n'est complètement stupide, imbécile, idiot ou incompétent. Chaque individu est caractérisé par un ensemble de qualités et de défauts, et l'utilisation d'étiquettes aussi extrêmes portant uniquement sur les points faibles de la personne est forcément réductrice et erronée.

De la même façon, il est probablement inexact de déclarer que votre médecin ou que les autres professionnels qui vous soignent sont des incompétents. Il se pourrait que ceux-ci fassent des erreurs. L'erreur est humaine, comme on dit. Malheureusement, celles commises par les membres du corps médical sont susceptibles d'être beaucoup plus graves que lorsqu'on se trompe simplement d'ingrédient dans une recette. Qu'un professionnel de la santé fasse une erreur ne fait néanmoins pas de lui un parfait incapable. Même les praticiens les moins qualifiés effectuent certains actes de façon compétente. Ainsi, si vous croyez que l'un de vos intervenants est incompétent, essayez d'avoir de lui une perception plus juste. Quelles sont ses forces ? Quelles sont ses faiblesses ? Vous pouvez même utiliser une grille en deux colonnes dans laquelle vous établirez ce que vous appréciez chez ce professionnel et ce que vous n'aimez pas. Si votre constat est que, dans l'ensemble et malgré certains points plus insatisfaisants, ce professionnel se conduit correctement, révisez votre perception. À l'inverse, si ses erreurs ont été trop fréquentes ou graves, et qu'elles ébranlent significativement la confiance que vous lui portez, cessez d'être en colère et agissez ! Il ne faut jamais hésiter à changer de médecin ou d'équipe traitante lorsque nécessaire. Il est important que vous sentiez que votre santé est entre bonnes mains !

« Le système de santé est pourri ! Ils ne réussiront jamais à me guérir ! »

Il est vrai que le système de santé québécois n'est pas parfait. Cela peut devenir très frustrant pour les personnes qui y ont recours. Toutefois, il faut savoir que nous avons la chance d'avoir les professionnels de la santé parmi les mieux formés du monde entier. Nos divers programmes universitaires offrent une formation à la fine pointe des connaissances scientifiques et de la pratique clinique. De plus, une grande proportion des professionnels de la santé œuvrant en oncologie et qui pratiquent au Québec ont acquis une surspécialisation dans les meilleurs centres d'oncologie internationaux. Ainsi, ce n'est pas parce que l'organisation des soins n'est pas optimale que les professionnels de la santé ne pourront pas vous traiter adéquatement.

Ceci m'amène à aborder un autre point. Puisque le système de santé n'est pas infaillible, il est primordial que vous preniez votre santé en main, c'est-à-dire prendre une part active dans la planification des services que vous recevrez. Vous n'avez pas eu le résultat d'un examen ? N'hésitez pas à appeler pour l'obtenir. Vous êtes sur une liste d'attente pour obtenir un rendez-vous ? Assurez-vous que votre nom y est toujours et que vous n'avez pas été oublié. Vous ressentez de nombreux effets indésirables ou inattendus à la suite de vos traitements ? Empressez-vous d'appeler une infirmière, votre médecin ou votre pharmacien. Vous n'avez pas bien compris une information qui vous a été communiquée ? Demandez à revoir votre médecin ou laissez-lui le message de vous rappeler. Beaucoup de personnes hésitent à appeler leur médecin ou d'autres professionnels de la santé de peur de les déranger, sinon de les importuner. Souvenez-vous qu'il s'agit de leur travail de bien prendre soin de vous. Sans les personnes malades, ces professionnels n'auraient pas d'emploi. Il se peut qu'ils répondent avec impatience car, comme nous l'avons vu, il est normal que leurs propres besoins constituent leur priorité (par exemple finir leur journée de travail à temps pour aller chercher leurs enfants à l'école). Ne vous laissez pas perturber. Utilisez les stratégies d'affirmation de soi et dites-vous que ces professionnels feraient exactement la même chose s'ils étaient à votre place.

Dans ce chapitre, nous avons discuté de la colère, qui peut être extrêmement dommageable pour la personne qui la vit et pour les individus gravitant autour d'elle. Nous avons expliqué plusieurs stratégies comportementales et cognitives pour réagir autrement aux situations. Sans la colère, vous trouverez plus facilement des solutions à vos problèmes et vous obtiendrez davantage l'aide dont vous avez besoin.

Chapitre 7

L'insomnie

Avez-vous du mal à vous endormir le soir ? Restez-vous éveillé de longues périodes durant la nuit, incapable de vous rendormir ? Vous réveillez-vous beaucoup trop tôt le matin ? Si oui, vous êtes loin d'être seul à vivre cela. Les études ont montré qu'environ 30 % à 50 % des personnes atteintes de cancer présentent des difficultés de sommeil. Des données plus récentes suggèrent que ce taux serait particulièrement élevé durant les traitements et chez certains sous-groupes de patients. J'expliquerai dans ce chapitre que l'insomnie, notamment sa persistance, est influencée par plusieurs facteurs psychologiques, dont des habitudes de sommeil néfastes, ainsi que par des pensées et croyances erronées à ce propos. Puis, je décrirai les stratégies comportementales et cognitives pouvant être employées pour retrouver un bon sommeil[1].

L'insomnie, ce problème négligé

Ce n'est qu'au cours des 10 dernières années que les chercheurs et les cliniciens en psycho-oncologie ont commencé à s'intéresser aux difficultés de sommeil chez les personnes atteintes de cancer. Même aujourd'hui, il arrive très souvent

---

1. Ce chapitre est inspiré du livre de Morin, C. M. (2009). *Vaincre les ennemis du sommeil.* Montréal : Les Éditions de l'Homme.

que ce problème passe complètement inaperçu. De leur côté, plusieurs patients hésitent à parler de leurs difficultés à ce sujet aux professionnels de la santé parce qu'ils craignent, entre autres, de se voir prescrire des somnifères. D'autres pensent que ce problème se résoudra de lui-même. Il se peut aussi que le contexte de la consultation (durée courte, centrée sur les aspects médicaux) ne leur permette pas d'aborder ce genre de perturbations. Quant aux professionnels de la santé, ils peuvent se montrer réticents à évaluer les perturbations de sommeil chez leurs patients car ils sont peu formés sur la façon de les évaluer et de les traiter. Il peut aussi y avoir, tant de la part des patients que des praticiens, une certaine banalisation des difficultés de sommeil et de leur incidence.

Les conséquences négatives de l'insomnie associée au cancer n'ont pas encore été précisément étudiées, mais elles sont vraisemblablement très similaires à ce qui est observé chez les personnes en bonne santé. La fatigue est certainement l'effet indésirable le plus souvent rapporté par les insomniaques. Ceux-ci se plaignent aussi de problèmes de mémoire et de concentration entravant leurs tâches quotidiennes. Des études ont également révélé que quelqu'un qui a déjà souffert d'insomnie a plus de risques de développer de nouvelles psychopathologies tel un trouble dépressif, anxieux ou lié à la consommation d'alcool ou de drogue. Enfin, il a été démontré que les personnes souffrant d'insomnie recourent davantage aux soins de santé, ont un taux d'absentéisme plus élevé et une productivité au travail affaiblie, ce qui suppose que cette perturbation entraîne également des coûts sociaux.

Une étude d'envergure de mon équipe de recherche auprès d'un peu moins de 1000 personnes atteintes de cancer a montré que l'insomnie est particulièrement fréquente dans les semaines entourant la chirurgie oncologique[1]. En fait, environ 60 % des personnes rapportaient des difficultés de sommeil durant cette période, un taux qui a diminué progressivement dans les mois suivants. Malgré cette réduction, l'insomnie demeurait au moins deux fois plus élevée que dans la population en général. Parmi tous les sous-groupes de patients évalués dans cette étude (cancer du sein, de la prostate, gynécologique, gastro-intestinal et urinaire, ORL), les femmes traitées pour un cancer du sein et gynécologique présentaient le plus d'insomnie, alors que les hommes traités pour une néoplasie de la prostate constituaient le sous-groupe en rapportant le moins.

Quelques notions de base sur le sommeil

Les cycles du sommeil et leurs fonctions

Il y a deux types principaux de sommeil : le sommeil à ondes lentes (ou NREM, un acronyme anglo-saxon pour *non-rapid eye movements*) et le sommeil paradoxal (aussi appelé sommeil REM pour *rapid eye movements* qui signifie mouvements rapides des yeux). Le sommeil à ondes lentes se subdivise en stades 1, 2, 3 et 4, allant du plus léger (stade 1) au plus profond (stades 3 et 4). Chaque stade est caractérisé par sa propre activité électrique du cerveau. D'autres indices distinguent les différents stades de sommeil comme le tonus musculaire et les mouvements des yeux. Ainsi, comme son appellation anglaise l'indique, le sommeil paradoxal est caractérisé par des mouvements rapides des yeux, ainsi que par une atonie musculaire qui immobilise le reste de notre corps.

---

1. Savard, J., Villa, J., Ivers, H., Simard, S. & Morin, C. M. (2009). Prevalence, natural course and risk factors of insomnia comorbid with cancer over a 2-month period. *Journal of Clinical Oncology, 27*, 5233-5239.

Bien que les fonctions exactes de chaque type de sommeil ne soient pas entièrement élucidées, l'on croit que le sommeil profond (stades 3 et 4) agit particulièrement dans la restauration de l'énergie physique. Quant au sommeil paradoxal, phase durant laquelle survient la majorité de nos rêves, il aurait un rôle important dans la mémorisation et la consolidation des choses apprises durant le jour, et le maintien de l'équilibre psychique.

Figure 7. Hypnogramme typique d'un jeune adulte

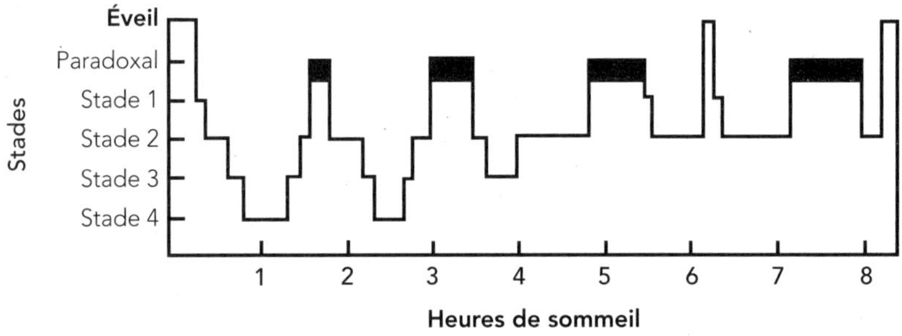

Figure reproduite avec la permission de l'auteur ; Morin, C. M. (2009). *Vaincre les ennemis du sommeil*. Montréal : Les Éditions de l'Homme.

L'hypnogramme de la figure 7 montre comment le sommeil des bons dormeurs évolue au fil de la nuit. Lorsque nous nous endormons, nous passons rapidement du stade 1 au stade 2. Le stade 1 constitue une phase transitoire caractérisée par un sommeil très léger et faisant le pont entre l'éveil et le stade 2, lequel correspond au vrai sommeil. Puis, nous enchaînons avec le sommeil profond (stades 3 et 4) pour ensuite revenir vers un plus léger (stade 2), pour atteindre le sommeil paradoxal, première période de rêves. Ceci boucle un premier cycle d'environ 90 minutes. Au cours d'une nuit typique, nous vivons quatre à cinq cycles comme celui-ci. Toutefois, comme le montre l'hypnogramme, le premier tiers de la nuit est surtout composé de sommeil à ondes lentes, alors que le deuxième tiers est davantage formé de sommeil paradoxal.

Selon le type et la sévérité de l'insomnie, l'hypnogramme montrera plusieurs particularités. La personne pourra mettre beaucoup plus de temps à s'endormir, donc à passer de l'éveil au stade 2, connaître des éveils nocturnes plus nombreux et plus prolongés, et même présenter beaucoup moins de sommeil profond (stades 3 et 4). Par ailleurs, la structure du sommeil se modifie aussi avec l'âge. Les personnes âgées tendent à avoir beaucoup moins de sommeil profond, et à présenter une augmentation proportionnelle de sommeil léger (voir figure 8 ci-bas). On dira alors que le sommeil est beaucoup plus fragmenté et donc de moindre qualité. Comme nous le verrons, la qualité du sommeil est nettement plus importante que sa durée qui pourtant préoccupe davantage les gens.

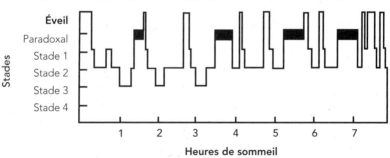

Figure 8. Hypnogramme typique d'une personne âgée

Figure traduite et reproduite avec la permission de l'auteur et de l'éditeur; Morgan, K. (2000). Sleep and aging. Dans K. L. Lichstein & C. M. Morin (dir.), *Treatment of Late-Life Insomnia*. Thousand Oaks: Sage Publications.

Pression du sommeil et rythmes circadiens

Deux processus travaillent de pair pour réguler le sommeil. Le premier, appelé pression du sommeil, détermine que la propension à dormir augmente en fonction du nombre d'heures d'éveil. Ainsi, plus longtemps on reste éveillé, plus facilement on s'endort. Ce phénomène explique pourquoi il est si facile de s'endormir après une nuit blanche ou encore pourquoi une personne souffrant d'insomnie finira par avoir une bonne nuit après une ou plusieurs mauvaises. L'organisme tend à toujours vouloir rétablir l'équilibre. Ce mécanisme est appelé homéostasie. Lorsqu'il est en déficit de sommeil, le corps met tout en branle pour s'assurer de le récupérer.

Le deuxième processus implique les rythmes circadiens ou ce que l'on appelle plus communément l'horloge biologique. Le mot circadien vient des mots latins « circa » qui veut dire « environ » et « dies » qui veut dire « jour ». Les rythmes circadiens réfèrent donc aux fonctions biologiques régulées sur une période d'environ 24 heures, ce qui inclut l'appétit (ce qui explique que nous avons faim presque toujours aux mêmes heures), la température corporelle et le niveau de plusieurs hormones dont le cortisol et la mélatonine. Notre rythme éveil / sommeil s'étale également sur environ 24 heures.

La figure 9 qui suit montre comment la disposition à dormir (indiquée par la hauteur des flèches verticales) varie dans une journée typique en fonction des deux forces la contrôlant, soit la pression du sommeil et les rythmes circadiens. Comme on peut le voir, il est habituellement très difficile de s'endormir peu de temps après notre éveil matinal et la propension à dormir augmente plus ou moins graduellement au cours de la journée, en grande partie à cause de l'accroissement de la pression du sommeil. De plus, celle-ci diminue progressivement à mesure que la nuit s'écoule. C'est pourquoi il peut être ardu de s'endormir de nouveau lorsque l'on se réveille au petit matin.

Figure 9. Propension au sommeil pendant la journée

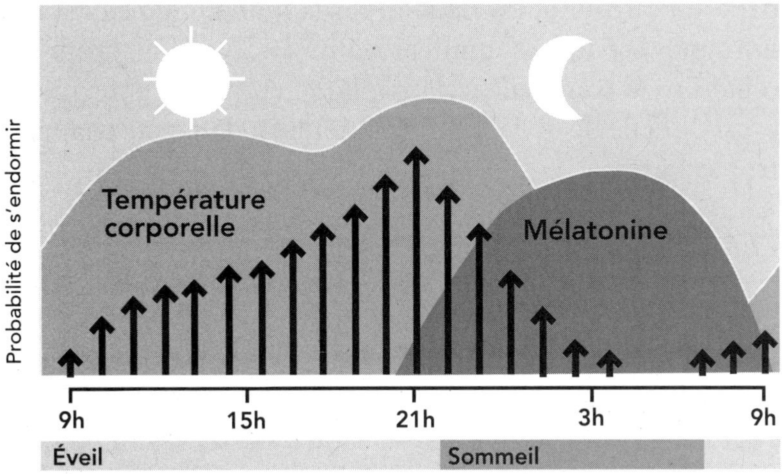

D'autres fonctions biologiques et certains facteurs environnementaux fonctionnant aussi selon un cycle d'environ 24 heures influenceront notre facilité à dormir. La lumière du jour exerce un rôle majeur, de même que d'autres facteurs comme l'heure des repas. Parmi les fonctions biologiques, l'on retrouve la température corporelle qui, comme le montre cette figure, varie selon le moment de la journée. Elle décroît légèrement en début d'après-midi. Cela explique que nous nous sentons souvent plus somnolent et moins alerte à ce moment. Cette baisse d'énergie est faussement attribuée à la lourdeur de notre repas du midi. Une diminution encore plus marquée de la température du corps survient vers 5 h du matin. Cela explique pourquoi une personne qui n'a pas dormi au cours des heures précédentes, et pour qui la pression du sommeil est donc très forte, éprouve une grande difficulté à demeurer éveillée à ce moment. Des études ont d'ailleurs montré que c'est l'heure où il y a le plus d'accidents de la route. Par ailleurs, la mélatonine joue fortement dans la régulation des rythmes circadiens. Comme l'illustre cette figure, la mélatonine n'est produite que la nuit. Celle-ci est uniquement secrétée dans la noirceur et est inhibée par la lumière. Puisque cette hormone est un « somnifère naturel » ayant la propriété d'induire le sommeil[1], cela explique en partie pourquoi il est si difficile de dormir en plein jour ou dans une chambre trop éclairée.

Qu'est-ce que l'insomnie ?

Types d'insomnie

L'insomnie initiale est une première forme d'insomnie qui se manifeste le soir, au coucher. La personne tourne dans son lit pendant des minutes, sinon des heures, sans parvenir à s'endormir. Plus elle tente d'y arriver, plus elle devient agitée et moins elle en est capable. Ce type d'insomnie est particulièrement fréquent chez les jeunes adultes, de même que chez les personnes anxieuses. L'insomnie de maintien, le deuxième type, se caractérise par des éveils nocturnes fréquents et / ou prolongés et par une difficulté à se rendormir. Enfin, l'insomnie terminale se distingue par un dernier éveil survenant beaucoup trop tôt le matin. Par exemple, la personne s'éveillera à 5 h alors qu'elle souhaite dormir au moins jusqu'à 6 h 30. Ces deux derniers types d'insomnie augmentent en vieillissant. Plusieurs souffriront à la fois d'insomnie initiale et de maintien, ce qu'on appelle de l'insomnie mixte. Enfin, certaines

---

1. Il est important de préciser ici que la mélatonine synthétique commercialisée et offerte en vente libre diffère de la mélatonine naturelle secrétée par notre cerveau durant la nuit. Bien que la mélatonine synthétique puisse être utile pour composer avec le décalage horaire ou pour traiter les troubles du rythme circadien (lorsque l'horaire de sommeil de la personne est fortement décalé – devancé ou retardé – par rapport à l'horaire prescrit par la société), il n'existe aucune preuve qu'elle soit utile pour traiter l'insomnie.

personnes ne rapporteront aucun mal à s'endormir ou à rester endormies durant la nuit ou au petit matin, mais se plaindront d'avoir un sommeil léger et non réparateur. Ce type d'insomnie est beaucoup moins bien compris, mais il semblerait que les stratégies d'intervention pour l'insomnie initiale et de maintien puissent être utiles à cet égard.

Sévérité et chronicité de l'insomnie

Presque tout le monde souffre d'insomnie à un moment ou à un autre de sa vie et à plus forte raison lors d'une confrontation avec une maladie comme le cancer. En effet, le sommeil est une fonction physiologique très fragile et facilement affectée par les événements stressants du quotidien. Toutefois, tous n'auront pas forcément besoin d'une intervention spécifique pour mieux dormir.

L'insomnie varie beaucoup en termes de fréquence, de sévérité, de durée et de conséquences sur le fonctionnement quotidien. Le trouble d'insomnie constitue la forme la plus aiguë de ce problème et indique clairement la nécessité d'un traitement comme celui proposé ici. Quant à ceux qui manifestent certaines difficultés et qui sont insatisfaits de la qualité de leur sommeil, on dira plutôt qu'ils présentent des symptômes d'insomnie. Un certain nombre verra ces symptômes disparaître d'eux-mêmes au bout de quelques semaines, le temps de s'adapter à l'événement stressant. Pour d'autres, ces difficultés deviendront chroniques et nécessiteront une intervention. Que la personne réponde ou non aux critères d'un trouble d'insomnie, les stratégies présentées ici seront tout aussi pertinentes.

La plupart des chercheurs s'entendent sur la définition suivante du trouble d'insomnie :

1) Mettre plus de 30 minutes à s'endormir, être éveillé plus de 30 minutes durant la nuit ou se réveiller au moins 30 minutes avant l'heure prévue le matin ;
2) Avoir une efficacité de sommeil (temps total de sommeil/temps total passé au lit x 100) inférieure à 85 % ;
3) Présenter ces difficultés au moins trois fois par semaine et au moins depuis un mois ;
4) Rapporter des altérations du fonctionnement quotidien (troubles de concentration ou de mémoire, fatigue, perturbations de l'humeur) ou un niveau de détresse important causés par ces difficultés de sommeil.

L'étude menée par mon équipe de recherche[1] a également montré qu'une proportion de deux à trois fois plus élevée de personnes traitées pour un cancer présentent les critères diagnostiques d'un trouble d'insomnie (28,5 %) comparativement à la population en général (9 % à 12 %). Encore une fois, certains groupes de patients semblent plus à risque de présenter ce syndrome, dont les femmes traitées pour un cancer du sein (36 %) ou gynécologique (29,1 %) et les individus ayant un cancer ORL (30 %). En somme, tous ces résultats démontrent à quel point l'insomnie est un problème saillant chez les personnes atteintes de cancer.

L'efficacité du sommeil est un indice très utile pour établir la sévérité des difficultés. Il se calcule plus aisément lorsqu'on utilise une grille d'autoenregistrement (voir p. 167-169. Ce paramètre s'obtient en divisant le nombre total d'heures de sommeil obtenu par le nombre total d'heures passées au lit la nuit, puis en multipliant ce résultat par 100. Imaginons que Benoit a dormi 8 des 10 heures qu'il a

---

1. Savard, J., Villa, J., Ivers, H., Simard, S. & Morin, C. M. (2009). Prevalence, natural course and risk factors of insomnia comorbid with cancer over a 2-month period. *Journal of Clinical Oncology*, 27, 5233-5239.

passées au lit en moyenne dans la dernière semaine. L'efficacité de son sommeil est donc de 80 % (8 heures de sommeil / 10 heures passées au lit x 100), ce qui signifie qu'il a dormi 80 % de tout le temps qu'il a passé couché.

Dans un monde idéal, nous aimerions tous avoir une efficacité de sommeil de 100 %, ce qui voudrait dire que l'on s'endort immédiatement en se couchant, que l'on ne se réveille pas dans la nuit et que l'on se lève du lit dès le réveil. Objectif tout à fait irréaliste puisque le sommeil n'est pas une lumière que l'on allume ou que l'on éteint avec un interrupteur. Même le meilleur dormeur mettra à tout le moins quelques minutes pour trouver le sommeil, pourra même se réveiller quelques minutes durant la nuit et prendra sûrement un peu de temps avant de se lever le matin après s'être réveillé. C'est pourquoi le critère que nous utilisons pour distinguer les insomniaques des bons dormeurs est que l'efficacité du sommeil soit inférieure à 85 % et non à 100 %.

Pour caractériser encore davantage les difficultés de sommeil, on utilisera un critère de temps. On parlera d'insomnie (trouble ou symptômes) chronique lorsque celle-ci persiste depuis au moins six mois, d'insomnie aiguë lorsqu'elle est présente depuis plus d'un mois mais moins de six, et d'insomnie subaiguë lorsqu'elle dure depuis un mois ou moins.

Suis-je un insomniaque ?

Une façon simple de savoir si vous souffrez de difficultés de sommeil nécessitant une prise en charge est de répondre aux questions de l'Inventaire de sévérité de l'insomnie. Développé d'abord par mon collègue, le Dr Charles M. Morin[1],

---

1. Morin, C. M. (1993). *Insomnia: Psychological Assessment and Management*. New York: Guilford Press. Questionnaire reproduit avec l'autorisation de l'auteur

ce questionnaire a été légèrement adapté et validé empiriquement par mon équipe de recherche afin qu'il puisse être
utilisé auprès de personnes vivant avec un cancer[1].

Inventaire de sévérité de l'insomnie (ISI)

Pour les questions suivantes, encerclez le chiffre qui correspond le mieux à l'évaluation de votre sommeil des **deux dernières semaines**. Répondez selon l'échelle suivante :

0 Pas du tout	1 Un peu	2 Moyennement	3 Beaucoup	4 Extrêmement				

	0	1	2	3	4
1. À quel point avez-vous eu des difficultés à vous endormir......	0	1	2	3	4
2. À quel point avez-vous eu des éveils fréquents et / ou prolongés pendant la nuit ?......	0	1	2	3	4
3. À quel point avez-vous eu des réveils trop tôt le matin ?......	0	1	2	3	4
4. À quel point avez-vous été **insatisfait** de votre sommeil ?......	0	1	2	3	4
5. À quel point vos difficultés de sommeil ont-elles perturbé votre fonctionnement quotidien (ex. : fatigue, concentration, mémoire, humeur) ?......	0	1	2	3	4
6. À quel point vos difficultés de sommeil ont-elles été apparentes pour les autres (en termes de détérioration de votre qualité de vie) ?......	0	1	2	3	4
7. À quel point avez-vous été inquiet ou préoccupé à propos de vos difficultés de sommeil ?......	0	1	2	3	4

Maintenant que vous avez répondu à ces sept questions, calculez votre cote totale en additionnant tous les
chiffres que vous avez encerclés. Encore une fois, même si
un questionnaire n'équivaut pas à l'évaluation d'un clinicien expérimenté, les travaux de recherche démontrent
que, si votre cote est de 7 ou moins, vous êtes probablement un bon dormeur. Toutefois, vous avez des symptômes
d'insomnie significatifs si vous avez obtenu une cote totale
de 8 ou plus et présentez sans doute un trouble d'insomnie si votre cote est égale ou supérieure à 15. Appliquées

---

1. Savard, M.-H., Savard, J., Simard, S. & Ivers, H. (2005). Empirical validation of the Insomnia Severity Index in cancer patients. *Psycho-Oncology, 14,* 429-441.

rigoureusement, les stratégies proposées dans ce chapitre devraient vous aider à diminuer la sévérité de votre insomnie. Autrement, vous pourrez consulter un professionnel de la santé, idéalement un spécialiste du sommeil, pour recevoir une aide plus personnalisée.

Les autres troubles du sommeil

Il existe de nombreux autres troubles du sommeil dont certains symptômes peuvent s'apparenter à l'insomnie. Il importe de brièvement décrire les plus fréquents, car les stratégies d'intervention suivantes, spécifiquement conçues pour l'insomnie, ne seront pas efficaces, ou beaucoup moins, si vous présentez l'un ou l'autre de ces autres troubles. Si vous croyez souffrir de l'un de ces troubles, je vous invite à consulter l'équipe d'une clinique de sommeil qui procédera à une évaluation en laboratoire pour établir un diagnostic.

L'apnée du sommeil est très fréquente dans la population. Elle se caractérise par des ronflements très bruyants et des arrêts de la respiration durant le sommeil. Généralement, les personnes souffrant de ce trouble ont peu conscience de ces épisodes nocturnes (c'est plutôt leur partenaire de lit qui s'en plaint!) mais elles rapportent très souvent une somnolence excessive au cours de la journée. Ce symptôme s'explique parce que l'arrêt de la respiration provoque chez la personne, et à son insu, plusieurs éveils nocturnes, occasionnant un sommeil plus fragmenté et de moindre qualité. L'apnée est particulièrement commune chez les hommes obèses ayant un large tour de cou, étant donné un excès de tissu adipeux derrière la gorge, mais elle devient aussi plus fréquente chez la femme après la ménopause. L'apnée peut avoir de multiples conséquences sérieuses sur la santé, comme une augmentation du risque d'hypertension et de troubles cardiovasculaires, et doit donc être traitée rapidement. Le traitement le plus efficace est le CPAP (pour *Continuous Positive Airway Pressure*). Un appareil branché sur un masque porté sur le nez exerce une pression positive, forçant les voies respiratoires à demeurer dégagées durant le sommeil.

Le syndrome des jambes agitées et le trouble de mouvements périodiques des jambes se caractérisent par des manifestations dérangeantes dans les membres inférieurs. Les personnes souffrant du premier trouble se plaignent de sensations déplaisantes dans les jambes, ce qui les oblige à les bouger afin de soulager l'inconfort. Ces sensations surviennent lors de périodes d'inactivité dans la journée et la nuit (assis ou couché), mais s'intensifient la nuit provoquant ainsi des difficultés de sommeil. Ce problème est plus fréquent chez la femme et s'intensifie lors de la grossesse. Le trouble de mouvements périodiques des jambes, lui, ne survient que la nuit. Il se caractérise par des mouvements brefs et répétitifs des jambes (coups de pied) provoquant des éveils nocturnes. Là encore, ce trouble est plus souvent remarqué par le partenaire de lit que par la personne elle-même. Ces deux troubles sont généralement traités avec de la médication.

La narcolepsie est un trouble qui se manifeste principalement par des attaques de sommeil inattendues (la personne peut s'endormir à tout moment, même dans des situations inappropriées), une somnolence diurne excessive, un sommeil fragmenté mais aussi parfois par de la cataplexie (faiblesse musculaire soudaine et déclenchée par des émotions intenses comme la peur, la colère ou le rire), la paralysie du sommeil (incapacité de bouger les membres pendant quelques secondes ou quelques minutes lors de l'endormissement ou du réveil) et des hallucinations (rêves éveillés survenant lorsque la personne s'endort ou se réveille). Ce trouble se traite principalement avec de la médication. Cependant, la sieste planifiée (à la même heure chaque jour), une stratégie comportementale, peut également être utile dans ce cas.

L'autoenregistrement du sommeil

Compte tenu de nos critères pour définir et caractériser les difficultés de sommeil, l'on se doit, lors de l'évaluation, de demander à la personne de nous renseigner précisément sur le temps qu'elle a mis à s'endormir ou le temps d'éveil durant la nuit. Cela nous permet entre autres de calculer l'efficacité de son sommeil. Cette information très importante permet d'évaluer la sévérité du problème, et d'y remédier. Cependant, il est loin d'être facile de répondre à de telles questions, car le sommeil peut varier beaucoup d'une nuit à l'autre, particulièrement si la personne souffre d'insomnie. De plus, il est très difficile de se souvenir avec précision de la qualité de notre sommeil au bout de quelques jours.

Pour toutes ces raisons, les cliniciens spécialisés en sommeil utilisent généralement une grille d'autoenregistrement pour aider leurs patients à mieux quantifier leur sommeil et à rendre compte des variations quotidiennes concernant sa qualité. De plus, le fait de remplir une telle grille pendant quelques semaines permet de percevoir plus clairement les changements survenus grâce à l'application des stratégies d'intervention.

Si vous souffrez de difficultés de sommeil et que vous souhaitez y remédier, je vous invite à remplir dès aujourd'hui ce premier tableau, soit la grille d'autoenregistrement du sommeil. La deuxième grille vous fournira quant à elle toutes les instructions nécessaires au calcul de l'efficacité du sommeil. Un exemple vous permettra de mieux comprendre comment remplir ces deux grilles.

Autoenregistrement du sommeil

	Exemple	Jour 1	Jour 2	Jour 3	Jour 4	Jour 5	Jour 6	Jour 7
1. Quelle est la date d'aujourd'hui ?	17/03/09							
2. Hier, avez-vous dormi pendant le jour ou en début de soirée ?	Oui							
SI OUI, précisez : À quelle heure avez-vous commencé et terminé votre sieste ?	de 14 h 00 à 14 h 30							
3. Avez-vous pris une médication **prescrite** pour dormir la nuit dernière ?	Oui							
SI OUI, précisez : son nom	Ativan							
son dosage (mg)	1 mg							
4. La nuit dernière, à quelle heure avez-vous éteint les lumières pour dormir (heure du coucher) ?	23 h 10							
5. En combien de **minutes** vous êtes-vous endormi (durée de la période d'endormissement) ?	40 min							
6. Combien de fois vous êtes-vous réveillé durant la nuit (nombre total de réveils nocturnes) ?	3 fois							
7. Pendant combien de **minutes** êtes-vous demeuré éveillé lors de **chaque réveil** durant la nuit (durée de chaque période d'éveil nocturne) ?	10 + 60 + 25 min Total : 95 min							
8. Ce matin, à quelle heure vous êtes-vous réveillé (heure du dernier réveil) ?	7 h 20							
9. Ce matin, à quelle heure vous êtes-vous levé (heure du lever) ?	7 h 40							

Calcul de l'efficacité du sommeil

	Exemple	Jour 1	Jour 2	Jour 3	Jour 4	Jour 5	Jour 6	Jour 7
10. Temps total d'éveil : Additionner le temps pour vous endormir (ligne 5), la durée totale des éveils nocturnes (ligne 7) et le temps passé au lit ce matin (ligne 9 – ligne 8) (ex. : 40 + 95 + 20 = 155)	**155 min**							
11. Temps total passé au lit : Calculer le temps écoulé entre l'heure à laquelle vous avez éteint les lumières (ligne 4) et l'heure à laquelle vous vous êtes levé (ligne 9) (ex. : de 23 h 10 à 7 h 40 = 8 h 30; 8 x 60 + 30 = 510 min)	**510 min**							
12. Temps total de sommeil : Calculer la différence entre le temps total passé au lit en minutes (ligne 11) et le temps total d'éveil (ligne 10) (ex. : 510 − 155 = 355 min)	**355 min (5 h 55)**							
13. Efficacité du sommeil : Diviser le temps total de sommeil en minutes (ligne 12) par le temps total passé au lit (ligne 11), et multiplier par 100 pour obtenir un pourcentage (ex. : 355 / 510 x 100 = 69,6 %)	**69,6 %**							

1 h = 60 min • 3 h = 180 min • 5 h = 300 min • 7 h = 420 min • 9 h = 540 min

2 h = 120 min • 4 h = 240 min • 6 h = 360 min • 8 h = 480 min • 10 h = 600 min

Pourquoi développe-t-on des symptômes d'insomnie ?

De nombreux facteurs jouent un rôle dans le développement des difficultés de sommeil. Le modèle explicatif de Dr Arthur Spielman et Dr Paul Glovinsky en distingue trois catégories : 1) les facteurs prédisposants ; 2) les facteurs précipitants ; et 3) les facteurs de maintien.

Facteurs prédisposants

Ces facteurs sont des caractéristiques relativement stables, et donc difficiles à modifier, qui augmentent la vulnérabilité de la personne à souffrir d'insomnie au cours de sa vie. Ils incluent le fait d'être une femme (elles sont deux fois plus à risque de souffrir d'insomnie que les hommes), de vieillir (le sommeil devenant plus fragile), d'avoir un tempérament anxieux ou une prédisposition à être hyperactivé cognitivement (des pensées tournent sans cesse dans la tête) ou physiologiquement (pouls cardiaque rapide, tension musculaire constante, etc.) ou d'avoir des antécédents personnels ou familiaux d'insomnie. Une de nos études récentes a montré que, parmi ces facteurs, le fait d'être une femme et d'avoir tendance à être hyperactivé semblait jouer un rôle particulièrement important dans le contexte spécifique du cancer[1]. Les facteurs prédisposants ne causent pas l'insomnie comme telle, mais fournissent un terreau au développement subséquent de perturbations de sommeil.

Facteurs précipitants

Les facteurs précipitants sont responsables du déclenchement des difficultés de sommeil. Il s'agit essentiellement

---

1. Savard, J., Villa, J., Ivers, H., Simard, S. & Morin, C. M. (2009). Prevalence, natural course and risk factors of insomnia comorbid with cancer over a 2-month period. *Journal of Clinical Oncology*, 27, 5233-5239

de situations stressantes auxquelles la personne doit s'adapter. Il peut s'agir du décès d'un proche, d'une séparation, d'un divorce, de la perte de son emploi et même d'événements positifs comme la naissance d'un enfant. Le fait d'être atteint d'une maladie est également fortement susceptible de déclencher des difficultés de sommeil, ce qui est d'autant plus vrai si cette maladie est caractérisée par une multitude d'épreuves comme le cancer.

Vivre avec le cancer, c'est avoir à composer avec une succession d'événements stressants en commençant par le diagnostic comme tel, le début de chaque traitement (chirurgie, radiothérapie, chimiothérapie, hormonothérapie, greffe de moelle osseuse, etc.) et l'occurrence de leurs effets indésirables. Pour certains, d'autres stresseurs majeurs s'ajouteront, comme une récidive ou la progression de la maladie. Le sommeil, une fonction physiologique fragile, est très susceptible d'en être affecté. Par ailleurs, les symptômes anxieux et dépressifs, très fréquents chez les personnes atteintes, peuvent également contribuer à déclencher des problèmes de sommeil, ces manifestations ayant une forte cooccurrence.

Dans l'étude citée précédemment[1], nous avons observé qu'une augmentation de l'anxiété était associée à une aggravation concurrente des difficultés de sommeil chez les personnes atteintes de cancer. De plus, les résultats ont révélé que la chirurgie constitue un des facteurs les plus fortement associés au déclenchement de ces difficultés. Plusieurs raisons peuvent expliquer ce phénomène. Premièrement, l'hospitalisation peut jouer un rôle important. Quiconque a déjà effectué un séjour à l'hôpital sait qu'y dormir est loin d'être aisé. Le bruit, la lumière, les voisins dérangeants,

1. *Ibidem.*

les tests effectués ou les médications prises durant les périodes de sommeil sont autant de conditions défavorables au sommeil. Même brève, l'hospitalisation peut inciter la personne à modifier ses habitudes de sommeil, ce qui aura une influence significative dans le maintien de l'insomnie. Deuxièmement, le fait de devoir subir une intervention chirurgicale engendre de l'anxiété chez la majorité des gens, ce qui peut provoquer des difficultés à dormir. Enfin, il ne faut pas perdre de vue que la chirurgie survient peu de temps après le diagnostic et il est fort possible que la personne soit encore sous le choc de cette nouvelle et qu'elle manifeste par conséquent des symptômes anxieux ou dépressifs susceptibles d'affecter son sommeil.

Les bouffées de chaleur constituent un autre facteur hautement susceptible de déclencher des difficultés de sommeil. Chez la femme, les études, dont celles menées dans mon laboratoire[1], ont clairement montré que certains traitements oncologiques, comme la chimiothérapie et l'hormonothérapie, entraînaient l'apparition (chez les femmes préménopausées) ou l'aggravation (chez les femmes en péri- ou post-ménopause) de bouffées de chaleur. Cela est attribuable au fait que ces traitements diminuent la production d'œstrogènes. De plus, la cessation de l'hormonothérapie de remplacement (comme Prémarine® ou Provera®), utilisée antérieurement pour diminuer les symptômes de ménopause, est fortement recommandée aux femmes venant de recevoir un diagnostic de cancer potentiellement lié aux hormones (comme le cancer du sein) afin de diminuer les risques de récidive. Les bouffées de chaleur qui

1. Savard, M.-H., Savard, J., Quesnel, C. & Ivers, H. (2009). The influence of breast cancer treatment on the occurrence of hot flashes. *Journal of Pain and Symptom Management, 37*, 687-697.

avaient diminué ou complètement disparu avec la prise d'hormonothérapie de remplacement reviennent en force lors de l'arrêt brusque de cette dernière.

Il n'y a pas que les femmes qui subissent des bouffées de chaleur, les hommes traités par hormonothérapie pour un cancer de la prostate en ont aussi. Dans leur cas, c'est la diminution des androgènes (testostérone), conséquente au traitement hormonal (qu'on appelle aussi castration chimique), qui induit ces bouffées.

Deux études de mon groupe de recherche ont confirmé que les bouffées de chaleur survenant la nuit étaient associées à des perturbations du sommeil[1]. Nos résultats ont notamment montré que les femmes ayant des bouffées de chaleur avaient davantage de périodes d'éveils durant la nuit comparativement à celles n'en ayant pas. De plus, nos enregistrements en laboratoire ont révélé qu'il y avait significativement plus de temps d'éveil et de changements de stade vers un sommeil plus léger au cours des cinq minutes entourant les bouffées de chaleur en comparaison au reste de la nuit. Toutefois, contrairement à ce que l'on pourrait penser, ce ne serait pas l'inconfort lié aux bouffées de chaleur (vêtements trempés de sueur) qui occasionnerait les réveils nocturnes ou rendrait le sommeil plus léger. En fait, il est étonnant de constater que ces réveils semblent plus souvent précéder les bouffées de chaleur. Des travaux sont

---

1. Savard, J., Davidson, J. R., Ivers, H., Quesnel, C., Rioux, D., Dupéré, V., Lasnier, M., Simard, S. & Morin, C. M. (2004). The association between nocturnal hot flashes and sleep in breast cancer survivors. *Journal of Pain and Symptom Management, 27*, 513-522. Ainsi que Savard, M.-H., Savard, J., Trudel-Fitzgerald, C., Ivers, H. & Quesnel, C. (manuscrit non publié). Changes in hot flashes are associated with concurrent changes in insomnia symptoms among breast cancer patients.

en cours pour tenter de mieux comprendre le mécanisme physiologique qui sous-tend cette relation.

Quelques médications prises dans le cadre des traitements oncologiques peuvent également augmenter la probabilité de développer de l'insomnie. Certains médicaments pour prévenir les nausées associées à la chimiothérapie (par exemple des antiémétiques comme la dexaméthasone [Decadron®]) sont connus pour causer des difficultés de sommeil. Toutefois, bien d'autres substances peuvent engendrer l'insomnie. Il est donc important de vérifier auprès de votre pharmacien ou de votre médecin si certains des médicaments que vous consommez détériorent le sommeil et pourraient être remplacés par d'autres exempts de cet effet.

Enfin, la douleur est un autre facteur pouvant perturber le sommeil. Elle peut retarder l'endormissement, provoquer des éveils durant la nuit et rendre le sommeil plus léger et moins réparateur. Les recherches ont établi que la relation entre douleur et insomnie était bidirectionnelle, en ce sens que la douleur peut provoquer des perturbations de sommeil, autant que l'insomnie peut aggraver la douleur perçue.

Facteurs de maintien

En somme, l'insomnie peut être déclenchée par une diversité de facteurs. Dans la plupart des cas, ce sont des éléments sur lesquels nous n'avons aucun contrôle, comme le sexe ou l'âge (facteurs prédisposants) ou encore le fait d'avoir reçu des traitements contre le cancer (facteurs précipitants). Heureusement, ces facteurs ne sont pas responsables de la persistance des difficultés de sommeil. Ce sont plutôt des facteurs comportementaux et cognitifs qui l'expliquent.

La figure 10 illustre très bien le développement typique de l'insomnie et le rôle des facteurs prédisposants, précipitants et de maintien. L'on y voit que les facteurs prédisposants (de vulnérabilité) ne sont pas suffisants pour provoquer des difficultés de sommeil, leur effet demeurant bien en deçà de la ligne ou du seuil à partir duquel l'insomnie apparaît. C'est uniquement lorsque des événements stressants surviennent (les facteurs précipitants) que ce seuil est atteint (réaction aiguë). Au début des difficultés, la personne aura de nouveaux comportements et de nouvelles façons de penser (facteurs de maintien) qui, à la longue, deviendront la raison principale de la persistance de l'insomnie. Cette figure montre, en effet, que ce sont en grande partie les facteurs de maintien qui font en sorte que le seuil d'insomnie est dépassé lorsque celle-ci est devenue chronique.

Figure 10. Modèle de Spielman et Glovinsky (1991)

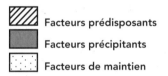

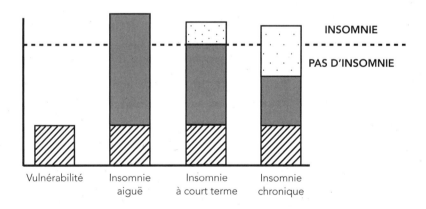

Figure traduite et reproduite avec la permission des auteurs et de l'éditeur; Spielman, A. & Glovinsky, P. (1991). The varied nature of insomnia. Dans P. J. Hauri (dir.), *Case Studies in Insomnia*, 1-15. New York : Plenum Press.

Les habitudes de sommeil qui contribuent à la persistance de l'insomnie

Il est fréquent que les personnes qui commencent à éprouver des symptômes d'insomnie aient tendance à modifier certaines de leurs habitudes pour compenser la perte de sommeil. Par exemple, elles pourront dormir plus tard le lendemain d'une mauvaise nuit afin d'atteindre le nombre d'heures de sommeil qu'elles jugent suffisantes. Elles pourront aussi aller plus tôt au lit le soir parce qu'elles se sentent très fatiguées, mais aussi pour être certaines d'obtenir la quantité de sommeil désirée. Bien que ces stratégies puissent être efficaces pour composer avec une privation de sommeil ponctuelle (comme à la suite d'un long voyage), elles sont néfastes à plus long terme. En effet, ces nouveaux comportements rendront l'horaire de sommeil très irrégulier d'une nuit à l'autre, ce qui déréglera l'horloge biologique. Ce faisant, l'organisme ne saura plus à quelle heure il doit provoquer la somnolence le soir ou l'éveil du matin.

La tendance à passer beaucoup de temps au lit éveillé est également typique des personnes souffrant d'insomnie. Même au bout de plusieurs minutes, voire d'heures à se tourner et retourner dans leur lit, elles y restent, croyant qu'elles ont plus de chances de trouver le sommeil que si elles se levaient. Au contraire, ce comportement aura une influence très négative. Plus elles resteront au lit, plus elles s'énerveront (*Vais-je finir par dormir?*), ce qui diminuera la probabilité de s'endormir (voir p. 178-179 sur l'anxiété de performance). En outre, le fait de passer tout ce temps au lit éveillé résultera en une diminution de l'association entre la chambre à coucher (lit) et le sommeil. Chez un bon dormeur, le fait d'entrer dans cette pièce transmet un signal très clair au cerveau qu'il est maintenant temps de dormir, car une association (ou un conditionnement) a été établie au fil du temps entre la chambre et le sommeil. C'est la raison pour laquelle les bons dormeurs s'endorment à peine la tête sur l'oreiller. Nous subissons l'effet de ce genre de conditionnement dans plusieurs sphères de notre vie. Ainsi plusieurs d'entre nous auront envie de boire un café dès qu'ils arriveront au bureau ou un ex-fumeur aura longtemps le goût de fumer une cigarette lors d'une situation sociale. Chez la personne insomniaque, la chambre à coucher et le lit deviennent au fil du temps davantage associés aux préoccupations (il est facile de céder aux inquiétudes de toutes sortes lorsque l'on est inactif, par surcroît dans l'obscurité) et à l'insomnie. Cela sera particulièrement vrai si la personne a adopté d'autres comportements contribuant à diminuer la force du conditionnement entre la chambre à coucher et le sommeil comme le fait de regarder la télévision, parler au téléphone, surfer sur Internet, travailler ou lire dans cette pièce.

Enfin, de nombreuses personnes ayant des difficultés de sommeil font des siestes pendant la journée ou au début de la soirée. Bien que les très courtes siestes soient de plus en plus reconnues comme étant bénéfiques pour améliorer le fonctionnement (au travail par exemple), elles sont dommageables chez une personne insomniaque. Celles-ci désynchronisent l'horloge biologique et, comme il s'est écoulé moins de temps depuis la dernière phase de sommeil, la pression du sommeil est donc diminuée le soir venu. Les recherches ont également démontré que les siestes affectent la qualité du sommeil nocturne, en particulier celles qui sont faites tard en après-midi ou tôt en soirée. Nous avons déjà vu que la plus grande part du sommeil profond (stades 3 et 4) survient dans la première partie de la nuit. Une sieste tardive dans la journée sera également caractérisée par une forte proportion de sommeil profond, un peu comme si on commençait notre véritable nuit. Le problème est que, en obtenant une bonne quantité de sommeil profond durant la sieste, il en restera beaucoup moins pour la nuit à venir. Le sommeil se trouvera donc plus fragmenté et de moins bonne qualité. Au contraire, une sieste plus tôt dans la journée sera davantage composée de sommeil paradoxal (REM), un peu comme si on poursuivait notre nuit précédente, ce qui est beaucoup moins néfaste.

Vouloir trop dormir provoque l'effet contraire

Il a été prouvé scientifiquement que les personnes souffrant d'insomnie entretiennent plusieurs croyances erronées à propos du sommeil. Plus précisément, elles ont tendance à avoir des attentes irréalistes à cet égard (*J'ai absolument besoin de huit heures de sommeil pour me sentir reposé et bien fonctionner le jour*) et à entretenir des idées tout aussi fausses sur les causes de l'insomnie (croire que c'est une conséquence inévitable du vieillissement). Elles tendent également à amplifier les conséquences de leurs difficultés (*Si je continue à dormir aussi mal, je vais avoir une récidive de cancer*), à attribuer à l'insomnie tout ce qui ne va pas bien dans leur vie (*C'est à cause de l'insomnie si je suis si irritable au travail*) et à entretenir d'autres idées sans fondement sur les habitudes prédisposant au sommeil (*Lorsque je suis incapable de m'endormir ou de me rendormir, je dois rester au lit et essayer encore*).

Ces croyances et les pensées automatiques qu'elles déclenchent entraîneront ce qu'on appelle de l'anxiété de performance. Ce type d'anxiété survient lorsque le fait de trop vouloir réussir une chose diminue la probabilité d'y arriver. Prenons l'exemple d'un pianiste de concert qui tiendrait à faire la meilleure performance de sa vie pour impressionner les membres de sa famille dans la salle (*Je dois tout réussir parfaitement ce soir, sinon ma famille sera déçue de moi*). À votre avis, comment se sentira ce musicien au début de sa prestation ? Extrêmement anxieux, n'est-ce pas ? Et quelles sont les conséquences possibles sur sa performance ? Il ressentira sans doute une panoplie de symptômes dont des tremblements et de la tension musculaire qui pourront affecter son jeu. À trop vouloir réussir quelque chose, on provoque souvent le contraire.

Le même principe s'applique à l'insomnie. Plus la personne entretient des croyances catastrophiques face au sommeil (*Si je continue à dormir aussi mal, je vais avoir une récidive*), plus elle ressentira de l'anxiété de performance à l'approche de la nuit (*Je dois absolument bien dormir ce soir*) tout comme lors des périodes d'éveil nocturne (*Bon, je ne dors pas encore. Que se passe-t-il donc ? Je vais finir par retomber malade*). Plus elle est anxieuse, moins elle sera capable de s'endormir ou de se rendormir rapidement, car l'anxiété est à l'opposé de l'état de détente nécessaire pour un bon sommeil (voir figure 11).

Figure 11. Cercle vicieux de l'anxiété de performance et de l'insomnie

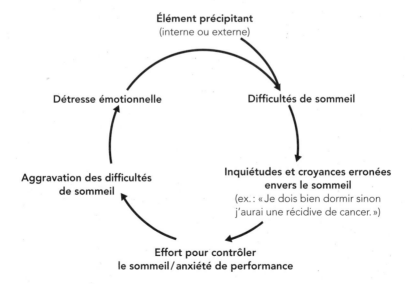

La médication est-elle la solution ?

La médication constitue le traitement le plus fréquent pour traiter l'insomnie, tant auprès de la population en général que chez les personnes atteintes d'un cancer. Dans une vaste étude comptant près de 2000 patients, mon groupe de recherche a trouvé que 22,6 % des personnes ayant été traitées pour un cancer (sein, prostate, colorectal ou poumon) recouraient à une médication pour dormir, ce qui est beaucoup plus élevé que dans la population en général[1]. Dans la très grande majorité des cas (88,3 %), les personnes consommaient une benzodiazépine, cette classe de médicaments que nous avons mentionnée au chapitre 5.

Selon la durée de leur demi-vie, les benzodiazépines ont deux types d'action : les hypnotiques (Restoril®, Dalmane®, Mogadon®, etc.) ont spécifiquement été mis sur le marché pour traiter les difficultés de sommeil, alors que les anxiolytiques (Xanax®, Rivotril®, Ativan®, Serax®, etc.) sont principalement utilisés pour diminuer l'anxiété, bien qu'ils puissent aussi être employés dans le traitement de l'insomnie. Il arrive également que des médecins prescrivent certains antidépresseurs ayant des propriétés sédatives (Elavil®, Desyrel®, Remeron®, etc.), en particulier lorsque des symptômes dépressifs font partie du tableau clinique. Il faut toutefois savoir que plusieurs autres médications antidépressives ont plutôt un effet stimulant et qu'elles aggravent par conséquent les perturbations du sommeil (Prozac®, Zoloft®, Paxil®, etc.). Plus récemment, de nouvelles molécules appelées hypnotiques non benzodiazépinés (cyclopyrrolones ou imidazopyridines) ont été commercialisées. Au Canada, la seule médication de cette classe actuellement

---

1. Casault, L., Savard, J., Simard, S. & Ivers, H. (manuscrit non publié). Frequency of use and risk factors for the consumption of hypnotic medication in the context of cancer.

sur le marché est l'Imovane®. On pense que ces médications entraînent moins d'effets indésirables que les benzodiazépines.

Bien que ces médications, notamment les benzodiazépines et l'Imovane®, soient efficaces pour trouver le sommeil plus rapidement et diminuer les périodes d'éveil durant la nuit, elles sont susceptibles (particulièrement les benzodiazépines à plus longue durée d'action) d'entraîner de nombreux effets secondaires néfastes. Alors que les gens les utilisent souvent afin de mieux fonctionner le lendemain, paradoxalement, ces molécules provoquent plutôt de la somnolence, diminuent la vigilance et affectent les capacités d'attention et de concentration. De plus, utilisés de façon régulière et pendant une période prolongée, ces médicaments sont susceptibles de devenir moins efficaces, forçant ainsi la personne à en augmenter les doses pour obtenir le même effet (un phénomène appelé tolérance). Enfin, il existe un certain risque de développer une dépendance, en particulier psychologique, qui fera en sorte que la personne se sentira incapable de bien dormir sans sa médication, ce qui résultera en une consommation chronique.

Divers médicaments sans ordonnance sont publicisés comme ayant un effet bénéfique sur le sommeil (Sominex®, Unisom®, Sleep-Eze®, Nytol®, Tylenol PM®, etc.). Bien que ceux-ci puissent induire de la somnolence, leur efficacité pour traiter l'insomnie est douteuse, d'autant plus qu'elle n'a jamais été démontrée scientifiquement. Par ailleurs, quelques produits naturels offerts en vente libre se vantent de favoriser le sommeil (mélatonine, valériane, etc.), mais il n'y a aucune preuve empirique à cet égard. De plus, comme ces substances ne sont pas réglementées par Santé Canada, les différentes préparations varient sensiblement quant à leur concentration active. Enfin, leurs effets secondaires et les risques engendrés par leur consommation sont très mal connus.

Quel est le meilleur traitement pour l'insomnie ?

Les experts en sommeil s'entendent actuellement sur certains constats. Premièrement, les médications hypnotiques peuvent être très utiles ponctuellement pour s'adapter à une situation stressante comme la perte d'un être cher, un diagnostic de maladie grave ou le décalage horaire. Deuxièmement, compte tenu de leurs effets indésirables et des risques inhérents à leur utilisation, les spécialistes en sommeil en sont venus à conclure que les médications hypnotiques ne devraient pas être utilisées pendant une période excédant quatre à six semaines. Troisièmement, il existe un consensus selon lequel, passé ce délai, un traitement non pharmacologique devrait être privilégié, en particulier la thérapie cognitive-comportementale qui cible les facteurs de maintien de l'insomnie et qui a fait ses preuves dans le traitement de l'insomnie chronique.

En effet, les travaux menés auprès des insomniaques en bonne santé ont démontré qu'environ 80 % des personnes recevant une thérapie cognitive-comportementale de l'insomnie voient leur sommeil s'améliorer considérablement. Parmi les quelques études qui ont comparé les deux approches, les travaux du Dr Charles M. Morin ont indiqué que la thérapie cognitive-comportementale était aussi efficace que la médication hypnotique à court terme avec le net avantage d'entraîner des effets bénéfiques plus durables. Par ailleurs, des travaux récents, dont ceux menés par mon laboratoire[1], ont révélé que la thérapie cognitive-

---

1. Savard, J., Simard, S., Ivers, H. & Morin, C. M. (2005). Randomized study on the efficacy of cognitive-behavioral therapy for insomnia secondary to breast cancer: Part I – Sleep and psychological effects. *Journal of Clinical Oncology, 23*, 6083-6096.

comportementale de l'insomnie était tout aussi efficace chez les personnes ayant été traitées pour un cancer. Plus précisément, ce traitement est associé à une amélioration significative de plusieurs indices de sommeil (réduction du temps d'endormissement, de la fréquence et de la durée des éveils nocturnes, etc.), à une diminution des symptômes dépressifs et anxieux, et à une amélioration globale de la qualité de vie.

Même dans les cas où aucune stratégie spécifique de sevrage n'était offerte, la thérapie cognitive-comportementale de l'insomnie s'est avérée associée à une diminution de la consommation de somnifères. Il semble donc que le fait d'offrir des stratégies alternatives pour composer avec l'insomnie soit souvent suffisant pour diminuer par soi-même sa consommation d'hypnotiques. Malgré ces résultats positifs, je vous recommande fortement de discuter avec votre médecin ou avec votre pharmacien si vous souhaitez cesser d'utiliser votre médication hypnotique, en particulier si votre consommation est régulière (plus de trois nuits par semaine). Un horaire de sevrage progressif tenant compte de votre situation personnelle et de vos autres médications pourra alors être préparé à votre intention.

Les huit bonnes habitudes de sommeil

En général, les traitements les plus efficaces selon les diverses études sont ceux qui combinent l'utilisation de stratégies comportementales, en particulier le contrôle par le stimulus et la restriction du sommeil, et la restructuration cognitive. Les sept premières stratégies comportementales décrites dans cette section sont des stratégies de contrôle par le stimulus, alors que la dernière porte sur la restriction du sommeil.

1) **Réservez au moins une heure pour vous détendre avant l'heure du coucher.** Vous est-il déjà arrivé d'aller au lit tout de suite après une soirée entre amis ou en revenant du travail et d'être incapable de dormir même si votre heure habituelle de coucher était largement dépassée ? Si oui, cela s'explique par le fait que votre cerveau et votre corps étaient encore beaucoup trop activés pour permettre le sommeil.

Malheureusement, le sommeil est une fonction physiologique qui ne se contrôle pas. Nous pouvons néanmoins créer des conditions propices à sa venue en diminuant notre niveau d'activation. S'accorder au moins une heure de tranquillité avant d'aller au lit prépare notre cerveau et notre corps à dormir. Regarder la télévision, écouter de la musique, lire ou relaxer sont autant d'activités pour y arriver.

Ce n'est pas le moment de faire le bilan de la journée ou de planifier celle du lendemain. Ce n'est pas non plus le temps de régler des conflits ou de trouver des solutions à nos problèmes. Le fait de penser à de tels sujets provoque un état d'activation incompatible avec le sommeil. Si vous avez du mal à vous libérer l'esprit de tels tracas au moment du coucher, vous pouvez vous accorder quotidiennement un moment fixe ne dépassant pas quinze minutes en début de soirée (au moins deux heures avant le coucher), pour écrire toutes les inquiétudes qui vous assaillent et trouver des solutions à vos problèmes. De cette manière, vous serez moins susceptible de ressasser ces soucis au moment d'aller au lit. Si tel est quand même le cas, rappelez-vous que le lit n'est pas le bon endroit pour résoudre vos problèmes et qu'il est préférable d'attendre le lendemain pour y réfléchir de façon plus constructive. Par ailleurs, il peut aussi être utile de baisser l'intensité de la lumière durant cette heure de détente, de manière à permettre la production de la mélatonine, cette hormone qui favorise l'endormissement.

2) Adoptez un rituel que vous effectuerez le soir avant d'aller au lit. Il est souvent profitable de développer un rituel à effectuer chaque soir avant le coucher. Celui-ci peut comprendre des gestes comme mettre son pyjama, se démaquiller, se brosser les dents, aller border ses enfants, défaire son lit, éteindre la lumière et, enfin, s'allonger. Chacune de ces actions indique à l'organisme de se préparer au sommeil. Il faut faire attention, toutefois, de ne pas devenir trop rigide dans l'application de ce rituel car, bien que cette stratégie puisse être utile, elle n'est pas la plus capitale dans le traitement de l'insomnie.

3) Allez au lit uniquement lorsque vous vous sentez somnolent. De nombreux insomniaques se couchent tôt pour s'assurer d'obtenir suffisamment d'heures de sommeil ou encore parce qu'ils se sentent trop fatigués physiquement. D'autres vont au lit à une heure fixe (par exemple après le bulletin d'informations), peu importe la façon dont ils se sentent à ce moment-là. Pourtant, une condition est essentielle au sommeil : la somnolence. En son absence, la personne pourra rester longtemps éveillée dans son lit et ruminer ses inquiétudes jusqu'à enfin s'endormir.

Il est fréquent de confondre fatigue et somnolence. Il s'agit pourtant de deux phénomènes très distincts, même s'ils peuvent souvent survenir en même temps, par exemple en fin de soirée. Vous éprouvez de la somnolence quand vos yeux se ferment, larmoient et que vous avez des bâillements. Pensez à la façon dont vous vous êtes parfois senti au volant après avoir conduit plusieurs heures d'affilée. Vous vouliez rester éveillé mais l'envie de dormir était plus forte. La somnolence est donc un besoin irrépressible de dormir. Pour la différencier de la fatigue, il peut être utile de penser à comment vous vous sentez après une séance intense d'activité physique. Vous ressentez une fatigue musculaire, physique, mais vous n'éprouvez pas cette envie irrésistible de dormir. De la même façon, il est très possible que vous ressentiez une grande fatigue en fin de soirée sans pour autant être somnolent. Attendre la somnolence avant d'aller au lit est très important. Encore une fois, il s'agit de créer des conditions favorables au sommeil.

4) Si vous êtes incapable de vous endormir ou de vous rendormir en 20 ou 30 minutes, sortez du lit et quittez la chambre à coucher. Les personnes insomniaques ont tendance à passer beaucoup trop de temps au lit éveillées, ce qui diminue la force d'association entre chambre à coucher et sommeil, en plus de générer beaucoup de frustration et d'anxiété de performance. Il importe donc de renverser ce processus en limitant le temps passé au lit en état d'éveil. Pour ce faire, je vous encourage à quitter le lit dès que 20 à 30 minutes se seront écoulées sans que vous dormiez, que ce soit au début ou au milieu de la nuit. Vous irez alors dans une autre pièce de la maison et effectuerez une activité tranquille dans une ambiance tamisée. Ne regagnez le lit que lorsque vous vous sentirez somnolent de nouveau. Vous devrez répéter ces étapes aussi souvent qu'il le faudra durant la nuit. Ainsi vous aurez à vous relever si vous êtes encore incapable de vous endormir dans le délai prescrit après être retourné au lit ou chaque fois que vous aurez un réveil prolongé (de plus de 20 à 30 minutes). Même si vous avez hâte de vous recoucher, il est crucial d'attendre le retour de la somnolence, sinon vous serez trop activé pour vous endormir.

Cette stratégie suscite souvent une bonne dose de résistance de la part des personnes qui tentent de l'appliquer. Il faut bien admettre qu'il est loin d'être facile de se lever en pleine nuit alors que l'on est si confortable dans son lit et que l'on veut dormir ! Rappelez-vous toutefois qu'il est fondamental de réassocier votre chambre à coucher au sommeil. Créez des conditions qui vous aideront à appliquer cette stratégie en laissant une couverture douillette sur votre sofa ou en augmentant la température de la pièce dans laquelle vous irez. Certaines personnes répliquent qu'en se levant de la sorte elles se réveilleront encore davantage. Au contraire, vous serez plus susceptible de vous endormir rapidement si vous vous levez au lieu de rester au lit à vous inquiéter de votre insomnie et de ses conséquences ou de tout autre aspect de votre vie. Faites attention aussi de sélectionner les bonnes activités. Ce n'est pas le temps de rattraper votre retard dans vos tâches domestiques! Je me rappelle une dame qui souffrait d'insomnie de maintien. Elle se réveillait toutes les nuits vers 3 h pour se rendormir deux heures plus tard. Comme elle ne voulait pas que ce temps soit perdu, elle gardait diverses tâches ménagères pour la nuit comme son repassage et même le nettoyage des planchers! Bien entendu, cette façon de composer avec l'insomnie était très néfaste car cette dame ne faisait qu'accentuer son état d'activation physiologique et donc augmenter le délai pour se rendormir. Pour la même raison, ce n'est probablement pas non plus une bonne idée de regarder un film d'horreur ou de lire un roman policier passionnant et difficile à abandonner. Par ailleurs, il est essentiel de ne pas céder à la tentation de dormir sur votre sofa, car le sommeil lui deviendrait dès lors associé. N'aimez-vous pas mieux dormir confortablement dans votre lit?

J'ajouterai enfin un mot sur l'importance d'éviter de regarder compulsivement votre réveille-matin pour savoir si 20 ou 30 minutes se sont réellement écoulées depuis que vous avez gagné le lit. Regarder l'heure suffit pour susciter de l'activation, en particulier chez les personnes souffrant d'insomnie qui ont la fâcheuse manie de calculer le nombre d'heures de sommeil qui leur reste, ce qui crée beaucoup d'anxiété. J'en profite pour vous suggérer fortement de tourner votre réveille-matin de manière à ce que vous ne puissiez plus le voir ou de le cacher dans le tiroir de votre table de chevet. Il vaut mieux vous baser sur votre estimation subjective du temps pour déterminer quand vous lever. Un petit truc : si vous vous demandez si c'est le bon moment de vous lever ou si vous commencez à vous énerver ou à vous agiter, c'est que c'est probablement le temps de le faire.

5) **Utilisez un réveille-matin pour quitter le lit à la même heure chaque matin, quelle que soit la quantité de sommeil obtenue.** Les personnes souffrant d'insomnie ont très souvent un horaire de sommeil irrégulier, ce qui, à la longue, désynchronise leur horloge biologique. Pour rétablir un cycle éveil / sommeil régulier, il est fortement suggéré de se lever à la même heure chaque matin, et ce, même les fins de semaine et peu importe la quantité du sommeil obtenue. Pour vous aider à appliquer cette stratégie, je vous recommande d'utiliser un réveille-matin même si vous pensez pouvoir vous réveiller toujours à la même heure. Vous n'aurez donc pas à vérifier sans cesse l'heure au petit matin pour vous en assurer, ce qui perturberait votre sommeil. Un autre truc consiste à prévoir des activités matinales ; cela vous motivera davantage à vous lever. Il peut s'avérer difficile d'être matinal si vous avez mal dormi ou si vous vous êtes couché plus tard en raison d'une activité sociale. Dites-vous que cela ne fera qu'augmenter votre somnolence en soirée et favoriser votre endormissement.

6) **Réservez votre lit et votre chambre à coucher uniquement au sommeil et aux activités sexuelles.** Lorsqu'elles sont dans leur chambre à coucher, les personnes se livrent fréquemment à des activités, comme regarder la télévision, lire, parler au téléphone, surfer sur Internet ou même travailler. D'autres y règlent leurs conflits conjugaux ou discutent « sur l'oreiller » de sujets engendrant de l'anxiété

(emploi du temps du lendemain, problèmes avec les enfants, etc.). Bien que ces habitudes n'aient pas d'incidence sur le sommeil de plusieurs (certains trouvent que lire au lit, par exemple, les aident à s'endormir), elles sont très nuisibles pour les personnes souffrant d'insomnie car elles réduisent la force d'association entre la chambre à coucher et le sommeil. Ces activités favorisant l'activation mentale (source potentielle d'insomnie) sont incompatibles avec le sommeil. Si vous souhaitez améliorer votre sommeil, il est primordial de lui réserver votre lit et votre chambre à coucher, à l'exception des relations sexuelles. Je vous incite donc à sortir la télévision de votre chambre ou à cesser de l'utiliser. Installez un coin confortable dans une autre pièce pour travailler, lire et naviguer sur Internet. Pour certaines personnes, cette consigne peut être difficile à respecter car elles n'ont tout simplement pas d'endroit pour aménager un bureau ou un boudoir. Une solution peut être d'utiliser un paravent pour séparer le lit de l'espace de travail.

7) **Évitez de faire des siestes.** J'ai expliqué pourquoi les siestes sont dommageables chez les personnes souffrant d'insomnie. Si vous en faites régulièrement, il est préférable d'éliminer cette pratique. Cependant, il arrive que les siestes soient nécessaires, en particulier lorsqu'on est en convalescence après une chirurgie ou un autre traitement affectant le niveau d'énergie et le fonctionnement quotidien, comme la chimiothérapie ou la radiothérapie. Dans ce cas, le respect de certaines conditions limitera les éventuelles conséquences négatives des siestes sur votre sommeil de la nuit. Idéalement, vous devrez faire votre sieste avant 15 h et pendant moins de 60 minutes (vous pouvez utiliser un réveille-matin ou demander à quelqu'un de vous réveiller). De plus, vous ferez votre sieste dans votre lit afin, encore une fois, de renforcer le conditionnement entre celui-ci et le sommeil. Il sera particulièrement

important d'éviter de rester au lit si vous ne parvenez pas à dormir au bout de 20 à 30 minutes. Il vaut mieux alors vous lever et faire une autre activité. Il importe également de mentionner ici que le sommeil ne constitue pas l'unique façon de se reposer. Le repos que vous obtiendrez en vous allongeant sur un sofa ou en vous assoyant dans un fauteuil inclinable pour regarder la télévision ou lire sera souvent tout aussi valable que le sommeil pour retrouver de l'énergie. Rappelez-vous qu'en raison du phénomène de pression du sommeil, le plus longtemps vous resterez éveillé, le plus rapidement vous ressentirez de la somnolence durant la soirée et le plus facilement vous vous endormirez.

8) **Limitez le temps passé au lit à la durée réelle de votre sommeil.** Cette stratégie, appelée restriction du sommeil, vise à consolider le sommeil sur une plus courte période et donc à le rendre moins fragmenté et plus efficace. Elle consiste à réduire le temps passé au lit au nombre d'heures réellement dormies. Par conséquent, cette technique aura également pour effet de créer une légère privation de sommeil, surtout au début de son application, ce qui augmentera la somnolence et facilitera l'endormissement.

Maintenant, voyons concrètement les étapes d'application de la restriction du sommeil. En premier lieu, calculez le nombre d'heures maximum que vous pourrez rester au lit, autrement dit, déterminez une fenêtre de sommeil que vous devrez respecter au cours de la première semaine où vous mettrez cette stratégie en place. Vous devrez avoir calculé au préalable le nombre d'heures que vous avez dormies en moyenne durant la dernière semaine. Votre fenêtre de sommeil de la prochaine semaine devra correspondre à ce chiffre.

Pour obtenir facilement cette information, surtout si votre sommeil varie beaucoup d'une nuit à l'autre, remplissez une grille d'autoenregistrement tous les jours, durant toute une semaine. Autrement, vous pourrez procéder par approximation. Sachez néanmoins que les étapes subséquentes de la restriction du sommeil seront également fortement facilitées si vous remplissez un autoenregistrement pendant toute la durée de l'application de cette stratégie. Cette grille vous permettra en effet d'avoir une meilleure idée de vos progrès au fil des semaines.

Pour vous aider à comprendre, voyons l'exemple de Carole.

Carole a des difficultés de sommeil depuis ses traitements de chimiothérapie. Bien que ce traitement soit terminé depuis maintenant trois mois, Carole continue à avoir du mal à s'endormir, mais aussi à demeurer endormie durant la nuit. En général, elle va au lit vers 22 h, mais elle parvient à s'endormir seulement vers 23 h. De plus, elle est réveillée en moyenne durant une heure pendant la nuit. Au matin, elle se réveille et se lève vers 6 h.

Au total, Carole passe donc en moyenne huit heures au lit pour obtenir six heures de sommeil. Son efficacité de sommeil est donc de 75 % seulement (six heures de sommeil / huit heures passées au lit x 100). Comme elle dort en moyenne six heures par nuit, elle devra, au cours de la prochaine semaine, rester au lit pendant une durée n'excédant pas six heures. Il est essentiel à ce point de faire une petite mise en garde. Vous ne devriez jamais vous fixer une fenêtre de sommeil inférieure à cinq heures, en particulier si vous exercez un métier comportant des risques d'accident (par exemple conducteur de camions lourds), car ceci pourrait entraîner beaucoup trop de somnolence et serait susceptible d'affecter grandement votre fonctionnement le jour.

La deuxième étape consiste à établir un horaire de sommeil correspondant à la durée de votre fenêtre de sommeil et à l'appliquer pendant toute une semaine. Vous pourrez ajuster cet horaire en tenant compte de vos préférences. Carole se décrit comme un oiseau de nuit et préfère nettement se coucher plus tard que se lever plus tôt. Elle décide donc qu'elle ira au lit à minuit pour le quitter, comme d'habitude, à 6 h, ce qui totalise six heures de temps passé au lit. Elle aurait aussi pu décider de se coucher à 23 h et de se lever à 5 h ou encore de se coucher à 22 h et de se lever à 4 h. Toutes les options sont possibles dans la mesure où le temps passé au lit n'excède pas la durée réelle de sommeil de la personne (six heures pour Carole). Lorsque vous appliquerez cette stratégie, observez les autres règles décrites précédemment. Ainsi vous devrez attendre de somnoler avant d'aller au lit, et ce, même si l'heure du coucher fixée est arrivée. Aussi, si vous êtes incapable de vous endormir ou de vous rendormir en 20 ou 30 minutes, vous devrez vous lever et faire une activité de détente dans une autre pièce. Enfin, servez-vous du réveille-matin afin de vous lever à l'heure déterminée.

À la fin de la semaine, évaluez le résultat de cette démarche en calculant l'efficacité de votre sommeil à l'aide de la grille d'autoenregistrement. Vous déciderez alors si vous pouvez augmenter le temps que vous passerez au lit ou non au cours de la prochaine semaine. Plus précisément, si votre efficacité du sommeil est supérieure à 85 %, vous pourrez augmenter le temps passé au lit d'environ 15 à 20 minutes. Sinon, vous devrez conserver exactement la même fenêtre de sommeil si celle-ci varie de 80 % à 85 % ou la réduire de 15 à 20 minutes si elle est inférieure à 80 %.

Carole a appliqué la restriction du sommeil la semaine dernière. Comme prévu, elle est allée au lit vers minuit et s'est levée à 6 h tous les matins. En moyenne, elle s'est endormie en 30 minutes et a été réveillée 15 minutes chaque nuit. Elle a donc dormi cinq heures et 15 minutes sur les six heures passées au lit, ce qui donne une efficacité du sommeil de 87,5 % (315 min / 360 min x 100 = 87,5 %). Elle pourra donc allonger sa fenêtre de sommeil de 20 minutes. Comme elle a eu du mal à contrer la somnolence en fin de soirée la semaine dernière, elle décide qu'elle ira se coucher 20 minutes plus tôt au cours de la prochaine semaine, soit à 23 h 40.

Ces étapes devront être répétées pendant quelques semaines, jusqu'à ce que vous ayez atteint une durée de sommeil qui vous convienne.

Quelques dernières recommandations. Il pourrait être tentant, à la lecture de cette description, de choisir uniquement les stratégies comportementales qui vous semblent les moins difficiles à appliquer. Sachez toutefois que c'est lorsqu'elles sont appliquées simultanément qu'elles sont les plus efficaces. De plus, ce sont normalement les techniques les plus difficiles à mettre en pratique qui ont le plus d'effets bénéfiques (se lever lors des éveils, restriction du sommeil). Je vous recommande donc de mettre toutes les chances de votre côté en appliquant rigoureusement toutes les stratégies que je vous propose ici, même celles qui vous semblent ardues. Par ailleurs, évitez de conclure trop rapidement à l'inefficacité de ces techniques en ce qui vous concerne, car elles peuvent prendre quelques semaines avant d'être pleinement efficaces. Une horloge biologique, ça ne se resynchronise pas en un tournemain !

Lorsque votre sommeil se sera considérablement amélioré et qu'il se maintiendra pendant quelques semaines, vous pourrez tenter de relâcher un peu l'application de certaines de ces stratégies, idéalement une à la fois. Vous pourrez ainsi essayer de dormir un peu plus tard la fin de semaine ou encore recommencer à faire des siestes occasionnelles. Vous verrez alors si le fait de réintroduire ces habitudes a un effet néfaste sur votre sommeil et, si c'est le cas, vous saurez ce que vous avez à faire pour recommencer à avoir de bonnes nuits.

Les principes d'hygiène du sommeil

Différentes habitudes de santé et divers facteurs environnementaux peuvent nuire au sommeil. Il importe de les connaître pour les modifier. Néanmoins, les recherches ont démontré que, bien que l'amélioration de son hygiène du sommeil ait une certaine utilité, il s'agit d'un traitement beaucoup moins efficace que les stratégies comportementales que je viens de décrire. Je vous invite donc à tenir compte des recommandations suivantes, mais à ne pas vous y fier uniquement dans votre démarche d'amélioration de votre sommeil.

1) **Évitez la consommation de caféine quatre à six heures avant l'heure du coucher.** La caféine est une substance stimulante qui peut nuire au sommeil, particulièrement lorsque qu'elle est consommée près de l'heure du coucher. Ses effets sont tellement forts que certains spécialistes du sommeil vont même jusqu'à recommander de ne pas en absorber du tout après le repas de midi. Plusieurs consommateurs réguliers de caféine ont la conviction que celle-ci n'affecte pas leur sommeil. Il est vrai que la sensibilité à la caféine peut varier d'une personne à l'autre, mais les études menées en laboratoire montrent clairement que la qualité du sommeil est altérée après l'ingestion de cette substance, même chez les personnes qui se croient prémunies contre cet effet. Elle peut en effet retarder l'endormissement, entraîner des réveils nocturnes et rendre le sommeil plus léger. En plus

d'être en concentration importante dans le café, la caféine se trouve également présente dans d'autres produits comme le thé, le chocolat, les boissons gazeuses foncées et les boissons énergisantes malheureusement très populaires chez les jeunes qui n'ont en général pas conscience de leurs effets néfastes sur leur sommeil.

2) Évitez de fumer à l'heure du coucher et lors des réveils la nuit. Malgré la sensation subjective de détente qu'elle entraîne chez le fumeur, la nicotine contenue dans la cigarette est stimulante. Cette substance peut donc retarder l'endormissement et provoquer des réveils nocturnes, particulièrement chez les personnes qui fument plus d'un paquet de cigarettes par jour. Compte tenu de tous les autres effets dévastateurs du tabagisme sur la santé (augmentation des risques de cancer du poumon, de maladies cardiovasculaires, diminution de l'espérance de vie de cinq à dix ans, etc.), l'idéal est bien entendu de cesser de fumer. Cela peut représenter un défi de taille de se défaire d'une telle dépendance, mais dites-vous que plus vous essayerez, plus vous aurez des chances de réussir ; les études le prouvent ! Une panoplie de ressources est offerte pour aider les gens à cesser de fumer, dont les centres d'abandon du tabac à la grandeur du Québec (voir www.jarrete.qc.ca pour une liste de ces centres et d'autres ressources fort utiles). Cela est sans compter les substituts à la nicotine (gommes et timbres) ou certains médicaments comme le Zyban® (bupropion) ou le Champix® (varénicline) qui peuvent contribuer à votre succès. Toutefois, si vous vous en jugez incapable pour l'instant, le mieux pour limiter les effets de la nicotine sur le sommeil est de diminuer votre consommation de cigarettes au cours des quelques heures précédant le coucher. De plus, il est important d'éviter de fumer la nuit car il se pourrait, à la longue, que les réveils soient occasionnés par une réaction de sevrage créant l'envie de fumer.

3) Évitez de prendre de l'alcool avant le coucher. Bien que l'alcool soit un dépresseur (donc un relaxant) du système nerveux central, et qu'il donne l'impression à plusieurs utilisateurs de faciliter leur sommeil, la réalité est tout autre. S'il est vrai que la consommation d'alcool peut favoriser l'endormissement, elle entraîne néanmoins certains effets néfastes sur le sommeil à mesure que l'alcool s'élimine de la circulation sanguine. Une consommation entre l'heure du souper et du coucher, même modérée, peut rendre le sommeil plus léger, causer des réveils nocturnes et des réveils précoces le matin, et même provoquer un changement dans la distribution du sommeil paradoxal au cours de la nuit (le sommeil de rêves), ce qui peut même occasionner des cauchemars. Les effets de l'alcool sur le sommeil sont particulièrement marqués chez les personnes qui en abusent de façon chronique.

4) Choisissez le bon type de collation en soirée. Une légère collation prise avant le coucher peut aider au sommeil. À l'inverse, un repas copieux ou l'ingestion d'aliments pouvant provoquer l'activation du système gastro-intestinal (aliments épicés, arachides, légumineuses, plusieurs légumes et fruits crus, etc.) peuvent avoir des conséquences nuisibles. Malgré une idée fortement ancrée, des résultats de recherche contradictoires ont été observés quant à l'utilité de consommer du lait chaud avant le coucher mais, si cela semble vous aider, il n'y a rien de mal à continuer cette pratique. Par ailleurs, il vaut mieux limiter son ingestion de liquides au cours des heures précédant le coucher, car cela occasionne des réveils causés par l'envie d'uriner. Ce conseil est particulièrement pertinent pour les personnes ayant reçu des traitements contre le cancer affectant le contrôle sur la vessie (comme une chirurgie ou une radiothérapie pour un cancer de la prostate). Enfin, évitez les collations durant vos réveils nocturnes, car ces derniers pourraient devenir conditionnés à votre sensation de faim.

5) **Faites de l'exercice régulièrement, mais évitez d'en faire tout de suite avant le coucher.** Faire de l'exercice physique régulièrement est une excellente habitude pour la santé. Il est démontré que l'entraînement régulier, en particulier l'exercice de type aérobique, améliore divers aspects de la santé physique dont le fonctionnement cardiovasculaire, le renforcement des os et des muscles et une meilleure maîtrise de son poids. De plus, il est efficace pour diminuer le stress et améliorer son bien-être psychologique général. Au chapitre 8, nous verrons également que l'exercice physique peut clairement contribuer à diminuer la fatigue associée au cancer et à ses traitements. L'exercice régulier améliore également la qualité du sommeil et augmente la quantité de sommeil profond, celui-là même qui jouerait un rôle dans la restauration de l'énergie physique. Toutefois, la pratique d'activités physiques intenses au cours des heures précédant le coucher peut être nuisible au sommeil, car l'activation physiologique en résultant peut retarder l'endormissement. En fait, la fin de l'après-midi ou le début de la soirée sont des moments favorables pour faire de l'exercice. Cela donne le temps à la température du corps de redescendre avant le coucher, ce qui facilite l'endormissement, tout comme la baisse de température corporelle durant la nuit aide au sommeil. Prenez note que l'on peut retrouver le même effet de refroidissement du corps en prenant un bain chaud environ deux heures avant de se mettre au lit.

6) **Aménagez votre chambre à coucher confortablement.** L'idée est de rendre votre chambre à coucher propice au sommeil. Avoir une chambre ordonnée, aux couleurs relaxantes et au décor apaisant pourra avoir un effet bénéfique sur votre sommeil. Par ailleurs, se doter d'un bon oreiller et d'un matelas confortable constitue un investissement qui peut s'avérer très rentable. Il n'y a pas de règle absolue concernant le degré idéal de fermeté de ces articles. Ce qui compte est de trouver ce qui vous convient le mieux.

7) **Évitez les températures extrêmes dans la chambre à coucher et minimisez le bruit et la lumière.** Dormir dans une chambre trop chaude (24 °C et plus) augmente l'occurrence des réveils nocturnes et réduit la quantité de sommeil paradoxal et de sommeil profond. Bien qu'il n'y ait pas de température idéale, il est préférable de dormir dans une chambre plutôt fraîche tout en évitant les températures trop froides qui peuvent nuire tout autant au sommeil.

Le bruit et la lumière peuvent également affecter le sommeil. Un partenaire qui ronfle, des adolescents qui vont et viennent durant la nuit, des voisins qui écoutent de la musique forte et les bruits de la rue sont autant de facteurs pouvant rendre le sommeil plus léger. Porter des bouchons dans les oreilles peut être une excellente solution, tout comme le fait de bien fermer ses fenêtres et de s'assurer que la chambre est bien insonorisée. Il n'y a rien de mal à faire chambre à part avec son conjoint si celui-ci ronfle bruyamment. Vouloir bien dormir n'a rien à voir avec l'amour que vous vous portez. Cela peut en fait éviter bien des frustrations de part et d'autre (mais n'oubliez pas que le ronflement peut aussi être un symptôme d'apnée du sommeil, une condition médicale qui se doit d'être évaluée et traitée avec diligence). Enfin, on peut avoir recours à un appareil produisant ce qu'on appelle un « bruit blanc », comme un ventilateur ou un appareil spécialement conçu à cet effet qui génère un son constant, donc moins dérangeant, et qui masque les autres bruits ambiants.

Nous avons déjà vu que la lumière exerce une influence fondamentale sur la régularisation du cycle éveil-sommeil et qu'elle inhibe la production de mélatonine. C'est pourquoi il est si important de dormir dans une chambre la plus obscure possible, munie de toiles bien opaques, ou d'avoir recours à un masque pour les yeux si nécessaire.

Restructurer les pensées et les croyances concernant le sommeil

Nous avons vu que le maintien des symptômes d'insomnie dans le temps s'expliquait principalement par l'adoption de mauvaises habitudes de sommeil et par le développement de pensées et de croyances erronées que nous aborderons maintenant. Les insomniaques entretiennent en effet de nombreuses fausses croyances en ce qui a trait au sommeil. Nous traiterons ici des plus communes, dont certaines sont plus spécifiques au contexte du cancer.

« J'ai besoin de huit heures de sommeil pour être en forme et bien fonctionner le lendemain »

Voilà une des idées les plus répandues dans la population, et pas seulement chez les insomniaques. En réalité, les besoins en sommeil varient énormément d'une personne à l'autre. Nous connaissons tous des gens qui ont besoin d'aussi peu que six ou même cinq heures de sommeil pour être fonctionnels. À l'inverse, d'autres doivent absolument obtenir neuf ou même dix heures pour se sentir en forme le lendemain. De plus, nos besoins en sommeil changent avec l'âge et il n'est pas rare que le nombre d'heures requis pour bien fonctionner le jour diminue en vieillissant. Enfin, nos besoins en sommeil peuvent aussi varier selon la saison et les événements que nous vivons.

Par ailleurs, j'ai déjà expliqué que ce n'est pas tellement la durée du sommeil qui compte mais plutôt son efficacité. C'est en appliquant les stratégies comportementales abordées dans ce chapitre (contrôle par le stimulus et restriction du sommeil) pendant quelques semaines que vous découvrirez quelle est votre durée idéale de sommeil. Il est fort possible que vous trouviez que vous avez besoin de moins d'heures de sommeil que vous ne le pensiez pour vous sentir en forme, car vous aurez alors un sommeil plus efficace, moins inter-rompu par des éveils. Vous pourrez alors profiter du fait que vous avez plus de temps pour faire des choses agréables!

Croire qu'il faut absolument dormir huit heures par nuit amène les personnes souffrant d'insomnie à vivre énormément d'émotions négatives, car elles s'imposent un objectif qu'elles ne pourront probablement pas atteindre. Aussi, elles ressentent un fort niveau d'anxiété de perfor-mance à l'approche du coucher (*Vais-je enfin avoir une nuit normale?*), ce qui diminue la probabilité d'une bonne nuit de sommeil. Elles se sentent également très frustrées et découragées le lendemain en constatant que leur sommeil n'est pas à la hauteur de ce qu'elles croient être la norme (*Pourquoi suis-je incapable de dormir huit heures comme tout le monde?*). De plus, elles auront tendance à mettre sur le compte de l'insomnie tout ce qui va mal dans leur vie. Leur fonctionnement n'est pas optimal: c'est la faute du manque de sommeil! Elles se sentent de mauvaise hu-meur et irritables: elles n'ont pas assez bien dormi! En réalité, il est peu probable que l'insomnie soit seule respon-sable de tous ces maux. Vous est-il déjà arrivé de bien fonc-tionner le lendemain d'une mauvaise nuit de sommeil? Au contraire, vous arrive-t-il d'être de mauvaise humeur même lorsque vous avez bien dormi? Et au pire, s'il est vrai que votre journée a été affectée par votre insomnie, est-ce si catastrophique? N'est-il pas permis d'être parfois moins performant ou de moins bonne humeur? Rappelez-vous que la conséquence la plus probable d'un manque de som-meil est la somnolence et que celle-ci vous aidera à mieux dormir la nuit suivante.

Voici un exercice de restructuration cognitive qui mon-tre comment l'on peut modifier cette croyance ainsi que les pensées négatives que celle-ci peut générer à l'approche du coucher.

Situation	Pensées négatives (+ distorsions cognitives)	Émotions (%)	Pensées réalistes	Émotions (%)
Je me prépare à aller me coucher.	«Encore une mauvaise nuit qui s'en vient.» (erreur de prévision) «Si je ne dors pas au moins huit heures cette nuit, je serai incapable de faire ma journée de demain.» (exagération, minimisation)	Anxiété (70%)	«Je ne peux pas conclure tout de suite que je vais mal dormir. Ce genre de pensées me rend anxieux et augmente donc la probabilité que je dorme mal. Je vais appliquer les stratégies comportementales et je composerai avec la situation comme elle se présentera.» «Les besoins en sommeil varient d'une personne à l'autre. Il se pourrait que j'aie besoin de moins de sommeil que je le pense.» «J'ai réussi plusieurs fois à bien fonctionner même après une mauvaise nuit de sommeil. À l'inverse, il m'arrive aussi de fonctionner au ralenti après avoir bien dormi. Le sommeil n'est donc pas le seul facteur déterminant mon fonctionnement le jour.» «Au pire, si je ne fonctionne pas à mon meilleur, je me rattraperai plus tard cette semaine.»	Anxiété (10%)

« Quand je ne dors pas, c'est le signe que je dois essayer plus fort »

Voici un autre exemple de croyance erronée au sujet du sommeil et qui est très problématique car elle encourage notamment les personnes insomniaques à rester au lit trop longtemps alors qu'elles sont éveillées (*Je dois rester au lit et essayer davantage*), un comportement qui maintient les difficultés de sommeil. De plus, nous avons déjà vu que plus on essaie de dormir, moins on y arrive étant donné le phénomène d'anxiété de performance (*Il faut que je dorme*). Le sommeil est une fonction physiologique impossible à contrôler. C'est ce qui explique que plusieurs personnes souffrant d'insomnie ont plus de facilité à s'endormir lorsqu'elles n'ont aucune attente à cet effet (devant la télévision, en faisant de la lecture). Elles s'endorment plus aisément dans les situations où elles n'essaient pas de dormir. D'ailleurs, si vous demandiez à un bon dormeur pourquoi il dort si bien, il serait bien embêté de vous répondre, car il ne fait rien de spécial.

« Mes difficultés de sommeil sont uniquement le résultat de l'effet des traitements contre le cancer (hormonothérapie) et des symptômes que je ressens (bouffées de chaleur, incontinence) et il n'y a rien que je puisse faire pour m'en débarrasser »

Il est tout à fait normal de vouloir comprendre pourquoi certains problèmes, comme l'insomnie, se produisent dans notre vie. Nous avons déjà survolé les facteurs qui peuvent contribuer au développement des symptômes d'insomnie dans le contexte du cancer et vous avez sûrement reconnu ceux qui ont joué un rôle dans vos propres difficultés. Nous avons aussi évoqué que la plupart de ces facteurs n'étaient pas modifiables. Peut-être en avez-vous conclu qu'il vous serait impossible de vous débarrasser complètement de vos difficultés de sommeil puisque vous ne pourrez rien changer au fait que, depuis vos traitements, vous avez des symptômes comme des bouffées de chaleur ou une envie fréquente d'uriner qui continueront de vous réveiller chaque nuit. Un tel constat vous aura apporté un sentiment de découragement et d'impuissance, et une forte réticence à vous investir dans cette démarche de traitement.

Si tel est votre cas, il importe que vous vous rappeliez que les facteurs qui ont déclenché vos difficultés de sommeil n'expliquent pas pourquoi celles-ci ont perduré. Ce sont principalement vos comportements et les croyances que vous entretenez qui ont joué ce rôle. Vous avez donc le contrôle sur les facteurs qui font persister vos symptômes d'insomnie. Il est vrai que les stratégies comportementales et cognitives n'auront par exemple aucun effet sur vos bouffées de chaleur ou sur vos envies fréquentes d'uriner. Vous continuerez donc vraisemblablement à vous réveiller à cause de ces symptômes. Toutefois, et c'est ce que nos études ont montré, les stratégies que vous avez apprises permettront que vos réveils soient les plus courts et les moins dérangeants possible. Il y a donc tout à fait lieu d'avoir de l'espoir. Vous ne deviendrez peut-être pas le meilleur des dormeurs, mais vous améliorerez considérablement votre sommeil et d'autres aspects de votre qualité de vie !

« Si je n'arrive pas à bien dormir, mon cancer va progresser ou je vais avoir une récidive »
Une forte proportion de personnes souffrant d'insomnie craint que leurs difficultés de sommeil aient une influence négative sur leur santé. Chez celles qui sont atteintes de cancer, cette inquiétude est encore plus prédominante compte tenu de leur anxiété face au risque d'une récidive ou de la progression de la maladie. Le rôle de l'insomnie

sur le développement de conditions médicales n'est pas encore bien connu. L'on sait que les personnes présentant des symptômes d'insomnie rapportent des taux plus élevés d'utilisation des soins de santé mais cela ne prouve pas que l'insomnie les rende plus malades. Il se pourrait très bien que la relation aille dans l'autre sens : que le fait d'avoir certaines maladies conduise au développement des difficultés de sommeil. Par ailleurs, certaines études suggèrent que la privation de sommeil ou que l'insomnie détériore le fonctionnement immunitaire, mais il n'est pas encore clair si ces altérations sont assez importantes ou d'une durée suffisamment longue pour réellement influer sur la santé de la personne.

En ce qui concerne un risque potentiellement accru d'une récidive, aucune étude n'a encore pu établir de lien avec l'insomnie. Comme nous l'avons déjà vu, le cancer est une maladie dont les causes sont multifactorielles. Il est donc peu probable que l'insomnie à elle seule puisse précipiter une récidive ou la progression de la maladie. Est-ce seulement les insomniaques qui développent une récidive ou chez qui le cancer évolue ? Tous les bons dormeurs ont-ils une rémission de leur cancer ? Bien évidemment que non. La réalité est beaucoup plus compliquée. De plus, le fait d'entretenir cette croyance amène la personne à expérimenter des niveaux extrêmes d'anxiété de performance (*Je dois dormir ce soir, sinon mon cancer va récidiver*) et aggrave donc les difficultés de sommeil. Encore une fois, il faut éviter de dramatiser les conséquences de l'insomnie.

Nous avons vu que de nombreux facteurs spécifiquement associés au cancer pouvaient contribuer au déclenchement des difficultés de sommeil chez les personnes atteintes. Cependant, peu importe ce qui les a provoquées, ce sont principalement des mauvaises habitudes de sommeil et des croyances erronées qui expliquent leur persistance et

Situation	Pensées négatives (+ distorsions cognitives)	Émotions (%)	Pensées réalistes	Émotions (%)
Je pense à mes difficultés de sommeil.	«Si mes difficultés de sommeil perdurent, je vais avoir une récidive de cancer.» (erreur de prévision)	Anxiété (100%)	«Il n'y a aucune preuve que l'insomnie puisse causer à elle seule une récidive. Je connais des personnes qui dormaient très bien et qui ont eu une récidive, et d'autres qui dormaient mal, mais sont en rémission depuis des années.» «Cette pensée me rend très anxieux et aggrave mes difficultés de sommeil.» «Je dois plutôt me concentrer sur ce que je peux faire pour améliorer mon sommeil.»	Anxiété (20%)

donc des facteurs qui peuvent être modifiés. Plusieurs stratégies concrètes ont été proposées pour agir sur ces facteurs, dont l'efficacité a été démontrée scientifiquement tant dans la population en général que chez les personnes atteintes de cancer.

Chapitre 8

La fatigue

Ce chapitre est consacré à la fatigue, un autre problème affectant une large proportion de personnes atteintes de cancer, et ceci, à différents degrés au cours de leur trajectoire de soins. À première vue, il peut paraître étonnant que ce problème soit abordé par une psychologue puisque la fatigue est souvent perçue comme un malaise physique. En réalité, il s'agit d'un symptôme psychophysiologique, au sens où il est influencé à la fois par des facteurs physiques et psychologiques. Du côté des facteurs psychologiques, on retrouve certains comportements (comme l'inactivité physique) et des processus cognitifs (catastrophisation de la fatigue) qui ont un effet sur son intensité et son évolution dans le temps. Les stratégies comportementales et cognitives que je propose visent à diminuer la fatigue en ciblant ces deux types de facteurs.

La fatigue, un problème très répandu

La fatigue associée au cancer a été définie comme étant une sensation subjective de fatigue reliée au cancer et à son traitement, qui est persistante et qui interfère avec le fonctionnement habituel de la personne. Certains auteurs ont suggéré que, de par sa nature, ce problème se distingue de la fatigue générale, car elle ne serait pas proportionnelle à l'effort et ne serait pas soulagée par le repos ou le sommeil.

Plusieurs recherches ont été menées, surtout au cours des dix dernières années, pour évaluer la prévalence de la fatigue associée au cancer et son évolution temporelle. Des taux très variables ont été obtenus d'une étude à l'autre. On a observé que plus de 75 % des personnes atteintes déclaraient éprouver ce symptôme à un moment ou à un autre à la suite de leur diagnostic. Les études longitudinales (celles qui ont suivi les personnes pendant une longue période) ont montré que la fatigue diminuait progressivement chez la plupart des patients, mais demeurait élevée chez un petit sous-groupe. D'autres travaux ont aussi montré que la chimiothérapie n'était pas le seul traitement oncologique provoquant la fatigue. La radiothérapie et l'hormonothérapie peuvent également y conduire.

Les raisons pour lesquelles certaines personnes développeront davantage de fatigue ou sur une durée plus longue à la suite de traitements ne sont pas encore bien comprises. Plusieurs facteurs physiologiques pourraient jouer un rôle, dont l'anémie, une perte de poids importante et une alimentation déficiente. Comme nous l'avons vu au chapitre 7, la qualité du sommeil et la régularité du cycle éveil-sommeil pourraient expliquer en partie ce problème, celui-ci étant l'effet négatif le plus souvent rapporté par les personnes souffrant d'insomnie. De même, la fatigue étant un symptôme commun de la dépression, une personne déprimée sera plus susceptible de le ressentir. Toutefois, aucun de ces éléments ne semble constituer la cause unique de la fatigue auprès de l'ensemble des personnes qui en souffrent. De plus, il semble que des facteurs comportementaux et cognitifs expliquent en grande partie pourquoi la fatigue persiste. L'interprétation cognitive affecte également l'intensité avec laquelle la personne perçoit la fatigue.

Existe-t-il des médicaments ?

Certaines médications peuvent diminuer la fatigue persistante associée au cancer malgré un manque d'appuis scientifiques quant à leur efficacité. Lorsque la fatigue est due à de l'anémie, l'administration d'érythropoïétine de synthèse (époétine alfa, darbépoétine alfa) est particulièrement indiquée. Des antidépresseurs ayant des propriétés stimulantes peuvent aussi être utilisés comme le buprobion (Wellbutrin®) ou la paroxétine (Paxil®). Sinon, certaines études préliminaires suggèrent que des psychostimulants tels le méthylphénidate (Concerta®, Ritalin®) ou encore le modafinil (Alertec®) pourraient être efficaces pour traiter cette fatigue. Toutefois, en pratique, l'usage de ces dernières médications est réservé aux cas de fatigue sévère et incapacitante en raison de leurs nombreux effets secondaires (maux de tête, troubles du sommeil, agitation, anxiété, etc.).

Un traitement psychologique et un programme d'exercices ?

De plus en plus d'études sont menées sur le traitement non pharmacologique de la fatigue liée au cancer. En général, les recherches montrent que les interventions psychologiques comme la thérapie cognitive-comportementale et les programmes d'activités physiques réduisent ce symptôme. Je décrirai les composantes de traitement de ces deux approches et les subdiviserai en stratégies comportementales (exercice physique, délégation de tâches, planification des périodes d'activité et de repos) et cognitives (c'est-à-dire restructuration cognitive). Bien qu'aucune étude n'ait encore démontré les bienfaits de combiner l'activité physique aux stratégies psychothérapeutiques, vous mettrez toutes les chances de votre côté en essayant l'ensemble des stratégies décrites plus loin.

Les cercles vicieux de la fatigue

Quoi de plus normal que de chercher à se reposer le plus possible lorsqu'on se sent fatigué ? N'est-ce pas là le conseil le plus fréquemment prodigué aux personnes recevant des traitements médicaux, tant par les professionnels de la santé que par les proches ? Nous apprenons par expérience que le repos permet de récupérer physiquement et mentalement après une activité intense et, par conséquent, de redéployer un nouvel effort physique ou mental. C'est ainsi qu'une bonne soirée de repos permettra de se remettre d'une journée de travail chargée et de se préparer à en avoir une autre le lendemain. Ou encore qu'une diminution de notre rythme la fin de semaine nous permettra d'amorcer notre semaine de façon énergique. De la même manière, prendre un répit constitue un moyen efficace pour récupérer d'une séance d'entraînement physique exigeante ou d'une infection aiguë comme la grippe.

Cependant, alors que le repos constitue un excellent moyen de composer avec la fatigue aiguë, et donc de courte durée, il perd de son efficacité à mesure que la fatigue perdure dans le temps. En fait, en plus d'être inutile pour diminuer la fatigue prolongée, cette stratégie a même un effet nocif; elle contribue à maintenir la fatigue dans le temps par un phénomène de déconditionnement physique. Plus la personne fatiguée se repose, plus son corps devient déconditionné (diminution de la masse musculaire, de l'endurance physique, de la capacité cardiorespiratoire, etc.) à plus ou moins long terme et donc de moins en moins capable de faire des activités, ce qui entraîne des niveaux accrus de fatigue (voir la figure suivante). À la limite, la personne peut devenir tellement déconditionnée qu'elle deviendra incapable de fournir un quelconque effort, même léger. Ce même phénomène se retrouve également chez beaucoup de personnes souffrant du syndrome de fatigue chronique.

Figure 12. Cercles vicieux de la fatigue

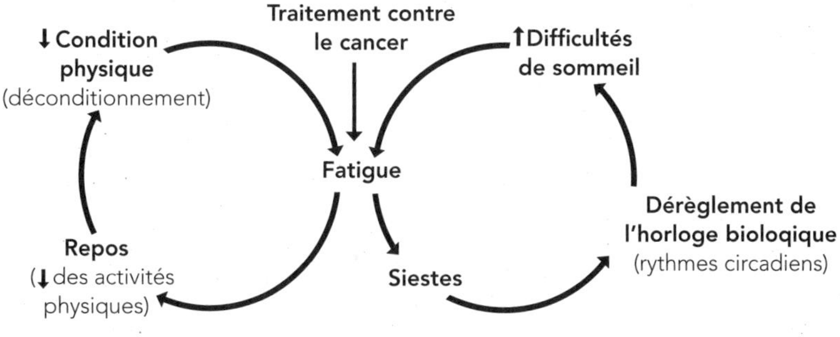

Par ailleurs, le repos obtenu sous forme de siestes est particulièrement dommageable car, comme nous l'avons vu, les siestes dérèglent notre horloge biologique et aggravent les difficultés de sommeil, ce qui, à son tour, est fortement susceptible d'accentuer la fatigue. Un autre cercle vicieux entrera vraisemblablement en jeu, dans lequel la fatigue amènera la personne à faire plus de siestes, ce qui engendrera des perturbations du rythme circadien et des difficultés de sommeil, générant ainsi encore plus de fatigue (voir à nouveau la figure 12). Un effet néfaste décuplé sera observé lorsque la personne mettra ces deux stratégies en place, soit la diminution des activités physiques et les siestes.

Plusieurs solutions s'offrent à vous si vous subissez les effets néfastes de l'un ou l'autre ou encore de ces deux cercles vicieux. D'une part, si vous avez l'habitude de faire des siestes et que vos difficultés de sommeil représentent une cause probable de votre fatigue, je vous encourage, si ce n'est déjà fait, à lire le chapitre 7 qui explique plusieurs stratégies fort efficaces pour traiter l'insomnie. D'autre part, si vous avez réduit votre niveau d'activités physiques en raison de la fatigue, et que vous manifestez un certain déconditionnement physique, je vous invite à poursuivre la lecture de ce chapitre, car j'y indique comment court-circuiter ce cercle vicieux. Vous aurez certainement compris que la clé consistera à redevenir progressivement actif car il s'agit du seul élément sur lequel nous avons réellement le contrôle dans cet engrenage pernicieux. Ce faisant, votre condition physique s'améliorera et votre fatigue diminuera. De plus, vous serez susceptible de noter beaucoup d'autres bienfaits reconnus, comme la réduction des sentiments dépressifs et anxieux, le renforcement de votre estime personnelle et l'amélioration de la qualité de votre sommeil.

Les stratégies comportementales à adopter

S'activer physiquement

Les personnes reprenant l'exercice physique commettent très souvent l'erreur de commencer de façon draconienne. Une personne déconditionnée s'exposant à un exercice trop vigoureux est susceptible de ressentir beaucoup d'inconfort pendant l'entraînement (comme des essoufflements intenses), de même que de vives courbatures et des douleurs au cours des jours qui suivent, ce qui aura un effet très démotivant. La personne en viendra possiblement à la conclusion que l'exercice est beaucoup trop difficile pour elle, ce qui pourra l'amener à abandonner tout effort dans ce sens.

Le principe de base à respecter pour amorcer un programme d'entraînement et y adhérer est donc de commencer à la hauteur de ses capacités et d'augmenter ensuite graduellement le niveau d'intensité[1]. Ceci suppose d'établir d'abord votre niveau de base. Quel est votre degré de forme physique actuel ? Si vous êtes à peu près inactif et l'étiez

---

1. Une évaluation médicale constitue une étape préalable primordiale s'il y a longtemps que vous n'avez pas été actif physiquement.

tout autant avant votre diagnostic de cancer, vous devrez commencer votre programme d'exercices très légèrement. Prenez soin de cibler un type d'activité physique approprié et de le pratiquer à une fréquence et à une intensité convenant à votre condition actuelle. La marche, du fait qu'il s'agit d'un exercice à faible impact et dont on peut aisément faire varier le rythme, constitue un excellent choix pour démarrer un tel programme.

Si, au contraire, vous êtes parvenu à demeurer actif physiquement au cours des dernières semaines et êtes malgré tout fatigué, d'abord bravo, vous êtes sur la bonne voie ! Toutefois, pour plus de bienfaits, il vous faudra sans doute ajuster votre programme en faisant un peu plus d'efforts : augmentez légèrement la durée, l'intensité ou la fréquence de l'exercice que vous pratiquez. Ne cédez pas au découragement. En effet, cela peut prendre un peu de temps avant que l'activité physique ait des effets notables sur votre niveau de fatigue. Si vous recevez actuellement des traitements oncologiques, il est tout à fait normal que ceux-ci en restreignent quelque peu les bénéfices. Prenez aussi le temps de faire un bilan de votre entraînement et de ses effets sur vous. L'avez-vous vraiment effectué régulièrement ? Par ailleurs, avez-vous pris soin d'en augmenter l'intensité ? Aussi, peut-être avez-vous fait des progrès dont vous n'avez pas réellement pris conscience. Il arrive souvent que nos objectifs initiaux soient si élevés (*Je veux redevenir comme avant*) qu'ils nous empêchent de percevoir les petits changements qui surviennent avec le temps.

Nous reviendrons sur ce sujet dans ce chapitre mais revoyons d'abord le type d'activité physique que vous choisirez. Bien qu'il puisse être pertinent d'ajouter des exercices d'étirement ou de musculation, votre programme devra obligatoirement comporter des activités de nature aérobique, c'est-à-dire qui occasionneront une augmentation de votre rythme cardiaque et un certain essoufflement. En effet, les données de recherche suggèrent que c'est ce type particulier d'exercices qui est associé à une réduction de la fatigue chez les personnes atteintes de cancer.

Pour tout programme, il importe de choisir une activité que vous aimez. Combien de personnes prennent un abonnement annuel dans un centre de conditionnement physique tout en sachant que cela les ennuie mortellement? Il ne faut donc pas s'étonner que plusieurs d'entre elles abandonnent au bout de quelques semaines. Il est également primordial de sélectionner une activité facile à intégrer dans votre emploi du temps. Vous adorez l'escalade, mais celle-ci est impraticable dans votre région? Mieux vaut choisir un autre genre de sport. De même, si vous n'êtes pas matinal, il vous sera très difficile de participer à un cours d'aérobie l'avant-midi. La marche présente encore ici plusieurs avantages car elle n'exige aucun équipement et peut être pratiquée n'importe où. Plusieurs autres options sont possibles et il vous suffira de faire quelques essais pour trouver les activités qui vous conviennent.

Par ailleurs, il est également plus facile d'adhérer à long terme à un programme d'exercices en bonne compagnie, dans une ambiance enjouée et amicale. Entre autres, vous bénéficierez beaucoup d'avoir un partenaire d'entraînement qui pourra vous aider lorsque la motivation n'y sera pas (et vice versa). Les activités sportives en groupe constituent une alternative intéressante si vous ne connaissez personne désirant s'impliquer autant que vous dans un tel programme. Pour cela, je vous suggère de consulter la liste des activités physiques en groupe offertes par le service des loisirs de votre ville. Une kyrielle d'activités de ce genre y est généralement proposée. Une autre option, probablement la plus efficace mais également la plus coûteuse, consiste à embaucher un entraîneur privé (comme un kinésiologue). À partir d'une évaluation rigoureuse de votre condition physique, celui-ci vous prescrira des exercices sur mesure et en augmentera graduellement l'intensité et la durée en fonction de vos progrès, en plus de vous fournir une motivation additionnelle à persévérer dans vos efforts.

Les recommandations quant à la fréquence et la durée idéales de l'activité physique varient beaucoup d'une source à l'autre. Par exemple, la Société canadienne du cancer[1] recommande, pour les activités sollicitant le cœur, de faire 30 à 60 minutes d'activité d'intensité modérée (aérobie aquatique, marche rapide ou randonnée pédestre, raquette, vélo, natation, patinage sur glace, etc.) ou encore 20 à 30 minutes d'activité d'intensité élevée (ski de fond, danse sur un rythme rapide, cours d'aérobie, jogging, hockey, etc.) à une fréquence de quatre fois par semaine. Il est à noter qu'il faudra commencer chaque séance par une période d'au moins cinq minutes de réchauffement et la terminer par un retour au calme en exécutant des mouvements plus lents.

La planification constitue une autre stratégie essentielle. De la même manière qu'il était important de planifier les activités à intégrer à votre horaire dans un contexte de dépression (chapitre 4), il l'est tout autant de le faire pour vous assurer de bien suivre votre programme d'exercices et d'en tirer des bienfaits. Je vous encourage à utiliser la grille de planification des activités physiques à la page suivante pour déterminer quand vous les pratiquerez, augmentant ainsi la probabilité de vous y mettre réellement, de même que pour noter certaines observations quant à la durée et à l'intensité des activités effectuées. Cela vous permettra de constater des progrès effectués au cours des semaines et de fixer de nouveaux objectifs à mesure que votre condition physique s'améliorera.

---

1. www.cancer.ca

Grille de planification des activités physiques

Semaine du : _____

Objectifs pour la semaine : _____

Échelle d'effort modifiée de Borg (niveaux d'intensité) :

0	1	2	3	4	5	6	7	8	9	10
Aucun	Très léger	Léger	Moyen	Assez intense	Intense		Très intense			Extrêmement intense

Jour	Activité physique prévue	Activité physique réalisée	Observations
Lundi	Type : _____ Durée : _____ min Intensité (1 à 10) : _____	Type : _____ Durée : _____ min Intensité (1 à 10) : _____	
Mardi	Type : _____ Durée : _____ min Intensité (1 à 10) : _____	Type : _____ Durée : _____ min Intensité (1 à 10) : _____	
Mercredi	Type : _____ Durée : _____ min Intensité (1 à 10) : _____	Type : _____ Durée : _____ min Intensité (1 à 10) : _____	
Jeudi	Type : _____ Durée : _____ min Intensité (1 à 10) : _____	Type : _____ Durée : _____ min Intensité (1 à 10) : _____	
Vendredi	Type : _____ Durée : _____ min Intensité (1 à 10) : _____	Type : _____ Durée : _____ min Intensité (1 à 10) : _____	
Samedi	Type : _____ Durée : _____ min Intensité (1 à 10) : _____	Type : _____ Durée : _____ min Intensité (1 à 10) : _____	
Dimanche	Type : _____ Durée : _____ min Intensité (1 à 10) : _____	Type : _____ Durée : _____ min Intensité (1 à 10) : _____	

Plus précisément, utilisez la grille pour définir très clairement votre objectif de la première semaine. Quelle(s) activité(s) pratiquerez-vous ? À quelle fréquence ? Puis, précisez chaque fois en minutes la durée de l'exercice. La première semaine écoulée, faites un bilan et redéfinissez vos objectifs pour la semaine suivante. Il se peut que vous deviez parfois viser le même but que la semaine précédente, ou même le diminuer si vous constatez que c'était trop difficile pour vous. Dans le cas contraire, vous pourrez augmenter la durée et / ou l'intensité de l'exercice ou encore changer la nature des activités pour qu'elles soient plus exigeantes physiquement. Enfin, rappelez-vous que la motivation suit l'action et non l'inverse. Cela veut dire que la motivation que vous éprouvez face à votre entraînement augmentera à mesure que vous l'effectuerez. Évitez donc de vous demander si cela vous tente ou non de faire de l'exercice. Lorsque le temps sera venu, faites-le tout simplement ! Vous vous sentirez ainsi plus énergique, mais aussi nettement plus fier que si vous remettez le tout au lendemain, un autre avantage non négligeable.

Apprendre à déléguer

La délégation de tâches peut s'avérer fort utile pour diminuer la fatigue associée au cancer.

Claudette reçoit actuellement des traitements pour un cancer du sein. Elle est très fatiguée, en particulier depuis le début de la radiothérapie. Malgré son état d'épuisement, elle persiste à vouloir effectuer toutes les tâches ménagères qu'elle faisait avant. Son mari lui a offert à plusieurs occasions de faire le ménage et les lessives à sa place, en plus de la cuisine dont il se charge déjà, mais Claudette a toujours refusé son aide prétextant que cela lui en ferait trop à faire. Elle croit que,

*parce qu'il n'a jamais effectué ces tâches autrefois, son
mari ne les fera pas correctement.*

Êtes-vous, comme Claudette, du genre à vouloir toujours tout faire vous-même ? À penser que personne d'autre
ne peut faire une chose aussi bien que vous ? Si vous avez
répondu oui à l'une ou l'autre de ces questions, vous auriez
grand avantage à apprendre à vous délester de certaines
responsabilités, car vouloir tout faire à tout prix contribue
probablement à maintenir votre fatigue.

Apprendre à déléguer n'est pas facile pour une personne au tempérament perfectionniste qui préfère faire les
choses par elle-même plutôt que de risquer que celles-ci ne
soient pas faites selon ses normes, souvent très strictes.
Toutefois, cette attitude peut engendrer plusieurs réactions
émotionnelles négatives : frustration, colère, découragement, fatigue et épuisement.

Il faut corriger ce comportement, en particulier quand
on est atteint d'une maladie comme le cancer qui peut affecter notre capacité à fonctionner normalement pendant
quelque temps. Comment ? En demandant de l'aide d'une
façon très claire et précise (voir chapitre 6), mais aussi en
développant une tolérance aux façons de faire les choses
qui diffèrent de la vôtre. Est-ce vraiment si grave si les ser-
viettes ne sont pas pliées selon votre méthode, que le ménage n'est pas effectué dans l'ordre ou de la manière dont
vous le faites habituellement, ou encore que la sauce à spa-
ghetti n'est pas préparée selon votre recette ? Quelle est la
pire chose qui puisse arriver si les choses ne sont pas faites
selon vos critères ? La réponse est évidemment : rien ! Ou
en tout cas, rien de bien grave. Au contraire, vous en tire-
rez énormément d'avantages. Vous découvrirez qu'il est
totalement inutile de souhaiter tout contrôler et qu'il existe
plus d'une façon de bien faire les choses. Votre entourage

sera soulagé d'enfin pouvoir contribuer à votre mieux-être. Et surtout, cela vous donnera plus de temps pour des activités énergisantes, ce qui contribuera aussi à diminuer votre niveau de fatigue !

Mieux doser son niveau d'énergie

Il s'agit de la troisième et dernière stratégie comportementale pouvant être utile pour combattre la fatigue liée au cancer.

Charles reçoit actuellement de l'hormonothérapie pour un cancer de la prostate, ce qui diminue considérablement son niveau d'énergie. Malgré cela, il continue de travailler à temps partiel, de faire des travaux de rénovation de sa maison les jours où il est en congé et durant les fins de semaine. Il se couche tous les soirs très tôt, littéralement exténué. Il décline toutes les invitations qu'il reçoit, car il est trop fatigué. Sa femme lui répète constamment de faire davantage attention à lui et de diminuer ses exigences envers lui-même. Charles lui répond qu'il est important pour lui de terminer les rénovations le plus rapidement possible et qu'alors seulement il pourra se reposer.

Comme Charles, avez-vous tendance à considérer vos différentes tâches ménagères comme vos priorités absolues ? Croyez-vous qu'il vous faille toutes les terminer avant de vous accorder un répit ou de pouvoir faire une activité pour vous-même ? Si oui, il serait temps de changer vos priorités de manière à mettre davantage vos besoins au premier plan. Qu'est-ce que Charles a à gagner à s'exténuer ainsi ? Pas grand-chose. En fait, il perd plus qu'il ne gagne avec cette attitude. Plus le temps passe, plus il s'épuise, ce qui diminue sa capacité à finir ses travaux de rénovation dans un court délai. Par-dessus tout, ce comportement l'empêche de profiter d'occasions d'activités intéressantes et de la présence de ses amis et de sa famille qui susciteraient chez lui des émotions positives susceptibles de réduire son état de fatigue.

Le cas de Charles, quoiqu'un peu extrême, est loin d'être unique. Beaucoup de personnes souffrant de fatigue associée au cancer se disent qu'elles doivent en profiter lorsqu'elles ont un peu d'énergie pour effectuer toutes leurs tâches accumulées. L'énergie est ainsi entièrement consacrée à des corvées monotones, les laissant sans force pour se livrer à une activité qui leur plaît vraiment, plus valorisante ou énergisante. De plus, beaucoup de personnes ont tendance à alterner entre des périodes d'activité intense, lors desquelles elles dépassent leurs capacités, et des phases de repos complet afin de récupérer à la suite de ces journées trop chargées. Cette attitude « tout ou rien » est extrêmement dommageable.

Mes conseils dans ce cas sont d'établir de nouvelles priorités et de mieux doser son énergie. Quel est le plus important pour vous à l'heure actuelle? D'avoir une maison bien en ordre et propre, ou de profiter le plus possible de ce que la vie a à vous offrir? Bien entendu, il est impossible de consacrer tout son temps aux loisirs. Certaines tâches demeurent incontournables, que ce soit préparer les repas, aider les enfants à faire leurs devoirs, faire les lessives ou aller aux rendez-vous médicaux. Vous aurez néanmoins avantage à mieux départager les tâches que vous sentez être des obligations et celles qui le sont réellement. De plus, vous pourrez réviser vos attentes concernant la façon ou la fréquence à laquelle ces tâches doivent être effectuées. Est-il vraiment nécessaire de passer l'aspirateur dans toute la maison deux fois par semaine? Est-il possible de porter vos vêtements une fois de plus avant de les laver? Est-il essentiel de toujours faire une cuisine élaborée ? C'est insensé comme on a tendance à tout trouver urgent et important si on ne prend pas la peine de faire une telle analyse.

De même, il sera primordial de mieux répartir les tâches et les activités plaisantes dans votre emploi du temps afin d'avoir une vie plus équilibrée et de vous accorder plus de périodes de répit. Si vous le souhaitez, vous pouvez utiliser une adaptation des deux grilles du chapitre 4 qui vous permettront, dans un premier temps, d'observer comment vos activités influencent votre niveau de fatigue (dans la grille d'autoenregistrement des activités adaptée à la fatigue) et, dans un deuxième temps, de mieux organiser votre horaire (avec l'horaire d'activités adapté à la fatigue).

Grille d'autoenregistrement des activités adaptée à la fatigue

Heure	Activités réalisées	Fatigue (%)	Plaisir (%)
8 h			
9 h			
10 h			
11 h			
12 h			
13 h			
14 h			
15 h			
16 h			
17 h			
18 h			
19 h			
20 h			
21 h			
22 h			
23 h			

Horaire d'activités adapté à la fatigue

Heure	Activités planifiées	Activités réalisées	Fatigue (%)	Plaisir (%)
8 h				
9 h				
10 h				
11 h				
12 h				
13 h				
14 h				
15 h				
16 h				
17 h				
18 h				
19 h				
20 h				
21 h				
22 h				
23 h				

Lorsque vous planifierez votre emploi du temps, vous prendrez soin de prévoir les activités les plus énergivores durant les périodes de la journée où vous vous sentez le plus en forme. Assurez-vous aussi de prévoir des périodes de repos, en particulier à la suite des occupations plus exigeantes. Toutefois, ne négligez pas de mettre à l'horaire des activités divertissantes pour vous valoriser et vous redonner de l'énergie. Contrairement à ce que les gens ont tendance à croire, notre niveau d'énergie n'est pas une quantité fixe qui s'écoule tranquillement tout au long de la journée à la manière de l'essence dans un réservoir au fil de nos déplacements en voiture. L'énergie est un phénomène dynamique qui peut diminuer ou même augmenter selon le type d'activités que nous effectuons et à quel moment. Il n'en tient donc qu'à vous de découvrir celles qui vous permettront de regagner de l'énergie ! Enfin, il importe que vous découvriez vos signes avant-coureurs de fatigue, ceux-là mêmes qui annoncent une baisse d'énergie, et que vous soyez vigilant à cet égard lorsque vous êtes en plein cœur d'une activité. Au moment de ces signes, il vaudra beaucoup mieux interrompre ce que vous êtes en train de faire et y revenir lorsque votre état le permettra que de continuer jusqu'à un état d'épuisement profond difficile à dissiper.

Restructurer les pensées liées à la fatigue

La fatigue, comme beaucoup d'autres symptômes, comporte un aspect subjectif très important. Il n'y a pas de mesure objective de la fatigue comme il en existe pour le poids, la pression sanguine ou la température corporelle. La seule façon de savoir à quel point une personne est fatiguée est de lui demander d'estimer cette fatigue, ce qu'elle fera forcément selon sa propre perception. Ainsi, si une personne interprète sa fatigue de façon catastrophique (*Cette fatigue est anormale. Je dois avoir quelque chose qui ne va pas*), elle sera plus encline à l'évaluer plus intensément que ne le ferait une personne normalisant la situation (*C'est normal que je sois fatigué avec les traitements que j'ai reçus ; la fatigue diminuera avec le temps*). Le phénomène consistant à amplifier l'intensité de la fatigue et ses retombées sur le fonctionnement quotidien est appelé « catastrophisation de la fatigue ». Les recherches ont montré que cette attitude était associée à une réduction de la qualité de vie. Comme il s'agit d'une manière d'interpréter négativement la fatigue, les stratégies de restructuration cognitive décrites dans ce livre seront très utiles pour la diminuer.

« Ma fatigue est tellement intense, je n'arrive plus à faire quoi que ce soit »

Cette pensée est un exemple de catastrophisation de la fatigue qui reflète également plusieurs formes de distorsion cognitive, incluant le tout ou rien, l'exagération et l'attention sélective. Si vous entretenez ce genre de pensées, demandez-vous quelles sont les preuves que celles-ci soient vraies et, au contraire, quelles sont les preuves qu'elles soient fausses (contre-preuves). Êtes-vous réellement inapte à faire quoi que ce soit ? Y a-t-il certaines choses que vous arrivez encore à faire ? Lesquelles ? Bien que le cancer et ses traitements puissent provoquer une fatigue réelle, il est très rare que la personne développe une incapacité fonctionnelle aussi marquée. Par ailleurs, comme la fatigue est subjective, plus vous y prêterez attention et lui accorderez de l'importance, plus elle envahira votre vie en suscitant en vous des sentiments négatifs et en nuisant à votre quotidien.

« Je ne reviendrai jamais comme avant »
« Je ne pourrai jamais retourner au travail »

Voilà des exemples d'exagération et d'erreurs de prévision. Encore une fois, quelles sont les preuves et les contre-preuves de ces pensées ? Y a-t-il d'autres scénarios probables ? Est-il possible que cet état ne soit que temporaire ? De nombreuses personnes ayant reçu des traitements pour un cancer ressentent cette crainte de ne pas pouvoir redevenir comme avant. Elles ont tendance à toujours comparer leur fonctionnement actuel à celui d'avant, ce qui est très décourageant. Il est en effet irréaliste de croire que l'on puisse retrouver son fonctionnement normal du jour au lendemain. De plus, le fait d'entretenir un objectif aussi élevé les empêche de percevoir leurs progrès. Elles auraient plutôt avantage à viser une amélioration progressive de leur état. La figure 13 servira à mieux expliquer comment parvenir à ce changement de perspective.

Figure 13. Les pièges de la comparaison

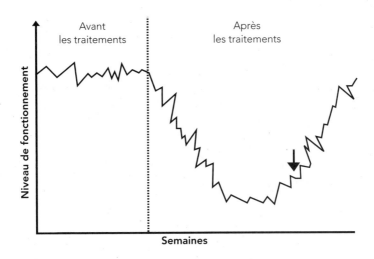

La personne dont le niveau de fatigue est indiqué dans cette figure avait, malgré quelques variations normales, un fonctionnement très élevé avant de recevoir ses traitements contre le cancer. Ce niveau a beaucoup diminué au commencement des traitements. Imaginons maintenant que le niveau de fonctionnement actuel de cette personne se retrouve au niveau indiqué par la flèche. La personne est alors confrontée à deux choix ; soit elle continue de comparer son fonctionnement actuel à l'ancien, ce qui risque fort de la décourager, soit elle le compare à celui qu'elle avait au cours des quelques semaines précédentes. Cette dernière stratégie s'avérera nettement plus avantageuse. De cette manière, la personne prendra davantage conscience des progrès accomplis et pourra espérer que son niveau d'énergie continue de s'améliorer. Cette figure montre un autre point très important : l'amélioration de la fatigue n'est pas linéaire et des détériorations ponctuelles sont tout à fait normales même durant la phase de récupération. Il ne faut donc pas vous décourager si vous vivez des jours plus difficiles. Vous en viviez avant aussi! Prenez plutôt conscience du fait que votre état tend généralement à s'améliorer.

Si vous entretenez des inquiétudes par rapport à votre fatigue, demandez-vous aussi quelle est la pire chose qui puisse arriver. Si votre niveau d'énergie ne revenait pas aussi vite que vous le souhaitez ou s'il ne revenait jamais exactement comme avant, des solutions existent-elles? Un retour progressif au travail serait-il envisageable? Un réajustement serait-il possible de sorte qu'il devienne moins exigeant? Vos responsabilités peuvent-elles être modifiées? À la limite, pouvez-vous changer d'emploi? Si vous êtes à la retraite ou sans emploi, pouvez-vous redéfinir vos priorités? Il peut alors être très utile d'utiliser la grille de résolution de problèmes du chapitre 5 afin d'identifier la meilleure façon de résoudre ces éventuelles situations problématiques (voir exemple de restructuration cognitive ci-contre).

Nous avons vu que la fatigue est un autre symptôme fréquemment associé au cancer. Différentes options de traitement ont été abordées dont le traitement pharmacologique, peu utilisé en raison du manque d'appuis empiriques disponibles quant à son efficacité et à ses effets indésirables. Plusieurs stratégies comportementales ont été expliquées: la délégation des tâches, une meilleure répartition des périodes d'activité et de repos et l'élaboration d'un programme d'exercices régulier visant à court-circuiter le cercle vicieux du déconditionnement physique. L'amélioration de la qualité du sommeil (voir chapitre 7) est une autre façon de réduire la fatigue. Enfin, quelques exemples de restructuration cognitive ont été présentés afin de contrecarrer l'effet de la catastrophisation de la fatigue.

Situation	Pensées négatives (+ distorsions cognitives)	Émotions (%)	Pensées réalistes	Émotions (%)
Je viens de terminer mon ménage et je me sens exténué.	« Je ne serai jamais capable de retourner au travail. » (exagération, erreur de prévision) « Je ne reviendrai jamais comme avant. » (exagération, erreur de prévision)	Déprime (75 %)	« Il est vrai que je suis encore souvent fatigué. Par contre, la fatigue a diminué progressivement au cours des dernières semaines. Il se pourrait donc qu'elle continue de s'améliorer dans les semaines à venir. » « Il est prématuré de dire que je n'arriverai pas à retourner au travail. Je suis en congé de maladie pendant encore deux mois, mon fonctionnement a encore le temps de s'améliorer. D'autres personnes ont vécu la même chose avant moi et sont parvenues à redevenir fonctionnelles. » « Au pire, je ferai prolonger mon congé et j'effectuerai un retour progressif. »	Déprime (20 %)

Chapitre 9

S'adapter à la progression du cancer et apprivoiser la mort

Pour une certaine proportion de patients, et en particulier pour ceux dont le stade de cancer est plus précoce, l'expérience du cancer se limitera à une seule série de traitements oncologiques. Bien entendu, ces personnes devront composer avec les suivis médicaux et l'anxiété qui y est rattachée pendant plusieurs années, mais elles ne vivront jamais de récidive. J'espère très sincèrement que cela est votre cas. Pour les autres, toutes sortes de trajectoires sont possibles. Ces personnes pourront avoir une récidive au cours des mois ou des années qui suivront la fin de leurs traitements. La récidive pourra alors être locale ou locorégionale (c'est-à-dire limitée au site initial de la tumeur ou s'étendant uniquement dans son pourtour immédiat) ou encore métastatique (les cellules cancéreuses se sont propagées dans le corps et ont formé des masses dans d'autres organes comme le cerveau, le foie ou les os), ce qui influencera grandement le pronostic. D'autres personnes développeront un deuxième type de cancer, sans aucun lien avec le premier, et le pronostic de ce dernier variera selon le stade où il aura été découvert. Enfin, d'autres recevront dès le départ un diagnostic de cancer avancé, comme un cancer métastatique, et auront dès lors à affronter la possibilité que celui-ci soit fatal. Il faudra alors apprendre à apprivoiser la mort à plus ou moins court terme selon le pronostic.

Nous verrons comment s'adapter à la progression du cancer en modifiant le propos selon qu'un traitement curatif est possible ou non. Il est question de traitement palliatif[1] lorsque celui-ci sert à prolonger la vie de la personne en contrôlant la maladie (plutôt qu'à la guérir), à soulager ses symptômes et à améliorer sa qualité de vie. Vous verrez que, dans un cas comme dans l'autre, il est possible, voire fortement souhaitable, de conserver de l'espoir, un optimisme réaliste, et je vous indiquerai comment. Encore une fois, nous aurons recours à des stratégies comportementales (comme la redéfinition des objectifs de vie) et cognitives.

La thérapie cognitive-comportementale est-elle réellement efficace ?

La progression du cancer fait partie des événements les plus stressants que l'on puisse vivre. Les réactions émotionnelles sont très variées et incluent tant la dépression que la colère et l'anxiété. À cette étape de votre lecture, vous aurez donc certainement déjà trouvé des stratégies très utiles pour composer avec les émotions qui vous assaillent face à la progression de la maladie. Si vous êtes directement passé à ce dernier chapitre sans avoir pris connaissance de ces notions préalables, je vous invite à le faire tout de suite.

Ainsi, si l'annonce de votre récidive ou de l'évolution de votre cancer vous amène à éprouver des sentiments dépressifs, les stratégies décrites au chapitre 4 pourront vous être très utiles, que ce soit la planification d'activités plai-

---

1. Il est important de noter que la phase palliative désigne toute la période durant laquelle la personne ne peut plus recevoir aucun traitement visant la guérison du cancer, laquelle peut durer plusieurs années. Il faut la distinguer de la phase terminale qui constitue les toutes dernières semaines avant le décès.

santes (activation comportementale) ou la substitution de vos pensées dépressives par des pensées plus réalistes (restructuration cognitive). Il y a quelques années, nous avons mené une étude auprès de femmes atteintes d'un cancer du sein métastatique et qui présentaient des symptômes dépressifs. Les résultats ont montré que ces stratégies, combinées à la redéfinition des objectifs de vie (stratégie décrite plus loin dans ce chapitre), étaient efficaces pour réduire la dépression, l'anxiété et la fatigue, ainsi que pour améliorer le sommeil et la qualité de vie de ces patientes[1]. Fait important à mentionner, ces améliorations ont été notées non seulement immédiatement à la fin de l'intervention, mais également trois et six mois plus tard. Cela indique que la thérapie cognitive-comportementale a des effets durables, et ce, même quand le pronostic des patients est limité.

De la même manière, vous bénéficierez des techniques du chapitre 5 telles l'exposition, la résolution de problèmes et la restructuration des pensées anxieuses si vous éprouvez de l'anxiété par rapport à la progression de votre cancer, ou encore de celles du chapitre 6 si vous vivez de la colère. Souvenez-vous : votre réaction aux événements est en grande partie déterminée par les comportements que vous adoptez et la façon dont vous les interprétez. Les stratégies comportementales et cognitives suggérées dans ce livre sont donc tout aussi pertinentes dans le contexte d'un cancer récidivant ou avancé.

---

1. Savard, J., Simard, S., Giguère, I., Ivers, H., Morin, C. M., Maunsell, E., Gagnon, P., Robert, J. & Marceau, D. (2006). Randomized study on cognitive therapy for depression in women with metastatic breast cancer : Psychological and immunological effects. *Palliative and Supportive Care, 4*, 219-237.

L'importance des objectifs de vie

Il est très fréquent que les personnes atteintes de cancer, en particulier celles dont le cancer a progressé, abandonnent tous leurs projets. Elles croient qu'il ne leur sert plus à rien d'entretenir des rêves, ayant l'impression qu'elles ne pourront jamais les réaliser.

> *Jean-Louis, un homme divorcé dont les enfants habitent avec leur mère, a reçu un diagnostic de cancer du poumon. Bien qu'une chirurgie à visée curative ait été pratiquée, le chirurgien n'est pas arrivé à enlever toute la tumeur. Jean-Louis a appris par la suite que son pronostic était assez limité et qu'il lui restait tout au plus six mois à vivre. Cette nouvelle a été un très grand choc pour Jean-Louis, âgé de seulement 52 ans. Puisqu'il allait mourir bientôt, il a décidé de quitter son emploi et de vivre au jour le jour, sans attendre quoi que ce soit de la vie. Peu à peu, il a considérablement diminué son niveau d'activités et réduit la fréquence à laquelle il voyait ses amis et même ses enfants. Jean-Louis attendait la mort… Celle-ci n'ayant toujours pas eu lieu sept ans plus tard, il décida de consulter un psychologue afin d'améliorer son humeur et de réapprendre à vivre.*

Mis à part certains détails, ce cas clinique n'est pas fictif. J'ai réellement rencontré un homme ayant vécu cette triste histoire. Quelles conclusions peut-on en tirer ? N'est-il pas extrêmement dommage que Jean-Louis ait ainsi consacré, sinon gaspillé, sept ans de sa vie à attendre la mort ? S'il avait su qu'il survivrait aussi longtemps, qu'aurait-il fait de différent ? On peut présumer qu'il n'aurait pas démissionné ou se serait à tout le moins trouvé d'autres activités pour occuper ses journées. Il ne se serait sans doute pas autant isolé et aurait davantage maintenu le contact avec ses enfants et ses amis. Bref, il aurait continué à vivre plutôt que de vivre comme s'il était déjà mort.

Il est vrai qu'il s'agit d'un exemple peu commun. Bien que les pronostics des médecins ne constituent que des estimations basées sur des statistiques pouvant ne pas s'appliquer à la réalité d'une personne donnée (nous y reviendrons dans ce chapitre), il est rare que ceux-ci soient à ce point inexacts. Du reste, il y a une leçon évidente à tirer de cet exemple : il faut continuer à vivre tant que l'on est vivant ! Cela signifie continuer à avoir des projets, car il n'y a rien de plus déprimant que de ne plus avoir aucun rêve et de vivre au jour le jour.

Peut-être serez-vous comme plusieurs patients que j'ai suivis en clinique et penserez-vous de prime abord qu'il est dommageable, puisque irréaliste, d'élaborer de nouveaux projets lorsqu'on a un pronostic limité ? On ne peut pas faire comme si de rien n'était, me direz-vous ! Ce conseil ne va-t-il pas en totale contradiction avec tout ce qui a été exposé dans ce livre au sujet des pensées positives et des lunettes roses ?

En fait, il est tout à fait possible de continuer à avoir des projets de vie en conservant une attitude d'optimisme réaliste. Il suffit de diminuer l'importance accordée à la certitude de les réaliser un jour. D'ailleurs, qui est vraiment certain de pouvoir accomplir tous ses rêves ? Qu'est-ce qui nous garantit que nous parviendrons à terminer un programme d'études ? Que nous pourrons gravir les échelons dans notre travail ou faire croître notre entreprise comme nous le souhaitons ? Que nous pourrons réellement rencontrer la femme ou l'homme de notre vie et vivre avec cette personne la relation de couple dont nous rêvons ? Que nos enfants auront eux-mêmes une progéniture qui comblera notre désir de devenir grands-parents ?

Rien. La vie est jonchée d'incertitudes et il est loin d'être certain que nous arriverons à concrétiser tous nos projets même si nous vivons tous centenaires. Toutes sortes d'événements peuvent se produire et nous empêcher d'atteindre nos objectifs. Nous avons tous conscience de cette réalité, mais cela ne nous empêche pas d'avoir des projets et de faire ce qu'il faut pour les réaliser en ayant du plaisir à le faire. Voilà toute l'essence de mon propos. Avoir des projets d'avenir aide à apprécier la vie au présent. Cela donne des raisons de se lever le matin et de demeurer en vie. Nul besoin d'avoir la certitude de réaliser ses projets pour profiter de leurs bienfaits. Au pire, que peut-il arriver ? Nous n'aurons peut-être pas le temps de compléter tous nos projets, mais nous aurons tiré beaucoup de satisfaction à en franchir les diverses étapes. Qu'est-ce qui est pire : attendre que la mort arrive en s'empêchant de profiter du temps qui reste, comme Jean-Louis, ou continuer de rêver à des projets et y prendre plaisir, quitte à être déçu de ne pas les avoir concrétisés ? Pour moi, la réponse est évidente.

Comment redéfinir ses objectifs de vie

La première étape consiste à analyser vos objectifs passés. Comme les projets de vie peuvent beaucoup changer avec le temps, notamment lorsque s'ajoutent des responsabilités familiales ou professionnelles, je vous invite à penser à vos projets récents, mais également aux plus anciens. Quels étaient-ils avant votre diagnostic ? Et lorsque vous étiez plus jeune ? Quels objectifs passés avez-vous laissés tomber au cours des années ? Quels sont les rêves que vous n'avez jamais réalisés ? Il importe maintenant d'écrire toutes les idées qui vous viennent en tête, sans les juger, dans la colonne de gauche de la grille suivante.

Liste des projets de vie

Mes projets passés et mes rêves non réalisés	Les projets qui sont toujours réalisables tels quels ou en les adaptant
1. _____	1. _____
2. _____	2. _____
3. _____	3. _____
4. _____	4. _____
5. _____	5. _____
6. _____	6. _____
7. _____	7. _____
8. _____	8. _____
9. _____	9. _____
10. _____	10. _____
11. _____	11. _____
12. _____	12. _____

Lorsque vous aurez terminé cette liste, je vous invite à remplir la colonne de droite de cette grille en indiquant quels projets de la colonne de gauche sont encore des priorités pour vous (il est normal que nos goûts changent avec le temps) et sont encore réalisables. Il est possible, toutefois, que certains de ces objectifs doivent être modifiés pour être atteints dans l'état actuel des choses. À ce propos, je me souviens d'une patiente qui avait un cancer de l'ovaire métastatique et qui rêvait de faire un voyage d'un an en Europe en solitaire. Lorsqu'elle a fait l'exercice que je vous propose maintenant, elle a décidé de faire un voyage organisé de deux semaines en Europe, ce qui tenait compte de ses capacités physiques réduites et de ses ressources financières limitées. De même, si vous avez toujours voulu posséder une résidence secondaire au bord de l'eau, vous pourrez, si vous n'avez pas les moyens financiers de réaliser ce rêve, l'adapter en louant par exemple un chalet pendant tout l'été. Certains pourraient contre-argumenter que ces projets de vie modifiés ne sont que de pâles copies des objectifs de départ et qu'il vaut mieux tout laisser tomber. Je crois, au contraire, qu'il est nettement préférable de réaliser en partie ses objectifs et d'en retirer du plaisir que de ne rien faire et le regretter.

Passez maintenant à la deuxième étape de la redéfinition de vos objectifs de vie. Cette dernière consiste à finaliser à l'aide de la grille suivante votre liste d'objectifs de vie et à les répartir en buts à court, moyen et long terme. Dans la colonne de gauche, vous inscrirez les mêmes projets que dans la colonne de droite de la grille précédente. Ajoutez-y ensuite vos nouveaux rêves, ceux qui sont apparus plus récemment en raison du cancer, par exemple. Les projets que vous aurez ainsi inscrits dans la colonne de gauche deviendront vos nouveaux objectifs de vie.

Redéfinition des projets de vie

Mes nouveaux objectifs de vie	Buts à court terme	Buts à moyen terme	Buts à long terme
1. _____	1. _____	1. _____	1. _____
2. _____	2. _____	2. _____	2. _____
3. _____	3. _____	3. _____	3. _____
4. _____	4. _____	4. _____	4. _____
5. _____	5. _____	5. _____	5. _____
6. _____	6. _____	6. _____	6. _____
7. _____	7. _____	7. _____	7. _____
8. _____	8. _____	8. _____	8. _____
9. _____	9. _____	9. _____	9. _____
10. _____	10. _____	10. _____	10. _____

Une fois que vous aurez une liste complète de vos nouveaux objectifs de vie, vous serez prêt à les diviser en buts à court, moyen et long terme. Quand souhaitez-vous réaliser ces projets ? Lesquels sont prioritaires pour vous en ce moment et devraient figurer dans la colonne des buts à court terme ? Par ailleurs, lorsqu'il s'agit d'objectifs plus complexes, vous aurez avantage à les décomposer en petites étapes. Par exemple, si vous souhaitez ardemment vous rapprocher de vos petits-enfants, vous pourriez organiser une sortie avec eux dès cette semaine (court terme), les garder une semaine complète pendant l'été (moyen terme) et planifier un voyage avec eux (long terme).

Cela m'amène à revenir sur une question déjà évoquée, à savoir s'il n'est pas irréaliste de planifier des buts à long terme lorsqu'on a un pronostic limité. Premièrement, vous constaterez que je n'ai pas indiqué de référents de temps spécifiques pour désigner ce à quoi correspondait le court, moyen et long terme. Cela signifie que chacun peut avoir ses propres définitions (mois, années), selon sa propre réalité. Deuxièmement, rappelez-vous que le but premier de la redéfinition des objectifs de vie est de se donner des raisons de vivre au quotidien et de ressentir du plaisir lors des activités mises en place pour atteindre ses buts. Ce qui importe, ce n'est donc pas le fait d'avoir ou non des projets réalisables selon votre espérance de vie, mais plutôt d'avoir des attentes réalistes. Ainsi, vous pourrez très bien viser l'obtention d'un diplôme dans une discipline particulière si vous vous dites que le plus important n'est pas d'être certain de terminer le programme d'études, mais plutôt d'éprouver de la satisfaction et un sentiment d'accomplissement à suivre et à réussir les cours.

Vous aurez enfin avantage à revoir l'exercice précédent de temps en temps. Cela vous donnera l'occasion de constater l'accomplissement de certains buts et de réviser vos projets en fonction de l'évolution de votre maladie et de votre capacité physique.

Se préparer à la mort ou l'accepter ?

Je discuterai maintenant de la préparation à la mort. Si votre récidive était locale ou locorégionale et que votre pronostic demeure très bon, il se pourrait que vous jugiez ces propos peu pertinents pour vous. Je vous invite tout de même à en prendre connaissance. Vous constaterez, en effet, qu'il n'est pas nécessaire d'être en phase terminale pour se préparer à la mort et donc prendre les mesures qui s'imposent pour mieux vivre ce moment ultime. Il est extrêmement profitable d'effectuer ces gestes le plus tôt possible (rédiger un testament, discuter de la gestion de la douleur avec son médecin, etc.), alors que vous en êtes encore capable, afin de vous libérer l'esprit de ces tracas. À tout le moins, je vous recommande de lire la dernière section du chapitre portant sur la restructuration cognitive pour modifier, si nécessaire, votre façon de percevoir l'évolution de votre cancer.

Il est tout à fait normal de ne pas se sentir prêt à mourir. Personnellement, je ne comprends pas les intervenants qui veulent à tout prix que leurs patients « acceptent » leur mort. Au cours de ma carrière, j'ai rencontré un grand nombre de patients en phase terminale dont plusieurs refusaient de mourir pour diverses raisons (jeune âge, parents de jeunes enfants, etc.). Et je les comprenais. Bien que certaines personnes puissent arriver à accepter la mort et à la voir comme une délivrance, en particulier après avoir mené un long combat contre la maladie, la plupart préférerait continuer à vivre. Cela ne veut pas dire, à mon avis, que le processus de deuil n'est pas adapté.

Encore une fois, tout est une question de degré. Une problématique s'installe si, en dépit de tous les avis médicaux indiquant que la mort approche, la personne continue de croire à une guérison miraculeuse. Cette attitude, appelée déni dans notre jargon, peut entraîner plusieurs problèmes dont une pauvre préparation à la mort, ce qui pourra avoir des conséquences désastreuses. Se préparer à la mort ne signifie pas que l'on est prêt à mourir. Il s'agit plutôt de faire tout le nécessaire pour que la mort, peu importe son heure, se déroule sans trop de heurts pour la personne malade, et pour ses proches.

Faut-il être croyant pour mourir sereinement ?

Voilà un thème en dehors de mon champ de compétences sur lequel je ne vais pas m'attarder. Je ne soulèverai que quelques points à ce sujet. D'abord, la spiritualité est un concept beaucoup plus large que celui de la religion. Plus précisément, c'est le sentiment d'être lié à quelque chose de plus grand que soi et référant à un ensemble de croyances donnant un sens et un but à la vie. Au Québec, une forte proportion de personnes a délaissé la religion catholique au cours des dernières décennies, et ce, pour toutes sortes de raisons. Cela ne doit pas nécessairement exclure toute démarche de spiritualité. Il peut être très réconfortant pour les personnes confrontées à la mort de croire, par exemple, qu'il y a quelque chose après la vie. Personne ne peut juger de la validité de ces croyances et, dans la mesure où celles-ci ne vous causent pas de tort (en vous amenant à croire à une guérison miraculeuse, par exemple) et vous apaisent, elles sont sûrement bonnes pour vous. De même, il peut être très utile de chercher un sens à ce qui vous arrive. Plusieurs hôpitaux offrent des services spécialisés en spiritualité et je vous encourage à y avoir recours si vous souhaitez approfondir votre cheminement spirituel. Par ailleurs, tout le monde n'a pas à être croyant pour affronter la mort sereinement et il vous appartient de décider si vous souhaitez ou non ajouter la spiritualité à votre démarche personnelle.

Apprivoiser la mort en réglant des problèmes concrets

Outre les questions plus existentielles pouvant surgir lorsque l'on est confronté à la mort (*Qu'arrive-t-il après la mort?*), d'autres questions plus concrètes peuvent rejaillir et causer de fortes émotions négatives chez la personne en phase palliative ou en fin de vie. Pour ces inquiétudes, je proposerai quelques pistes de solution.

Peur de la souffrance

Une forte majorité de personnes atteintes de cancer craint de mourir dans une extrême souffrance. Contrairement à une idée répandue, ce ne sont pas toutes les personnes ayant un cancer avancé qui ressentent de la douleur. Cela dépend en grande partie de la localisation de la tumeur et, le cas échéant, de celle des métastases. De plus, il existe une panoplie de médications antidouleur (appelées opiacés ou narcotiques) qui peuvent réduire considérablement les risques de ressentir des niveaux intenses de douleur.

Si vous avez cette peur, je vous invite vivement à en discuter avec votre médecin dès maintenant. Celui-ci pourra vous faire part des médications offertes et vous pourrez également vous entendre sur la manière dont vous souhaitez que la douleur soit traitée le moment venu. Votre médecin pourra même indiquer dans votre dossier la marche à suivre concernant la gestion de votre souffrance à l'intention des intervenants impliqués dans votre plan de soins.

Plusieurs patients hésitent à prendre une médication antidouleur. Ils redoutent les effets secondaires, mais aussi de devenir dépendants. Encore une fois, il importe de partager vos inquiétudes avec votre médecin qui pourra vous faire connaître les risques réels à cet égard. Il est vrai que certains médicaments ont un fort potentiel de dépendance physique, par exemple la morphine. Il faut préciser que ces médications n'ont pas le même effet chez les personnes en santé que chez celles qui souffrent. Alors que la morphine aura un effet euphorisant chez les premières, pouvant provoquer le développement d'une dépendance si la prise de médication est régulière, la personne souffrante ne ressentira, au contraire, que le soulagement de sa douleur. Le risque de dépendance associée à la prise de ces médications est donc significativement réduit chez les personnes souffrant de douleur chronique.

Il est fréquent aussi que les personnes hésitent à commencer à prendre de tels médicaments lorsque la douleur est légère ou modérée de peur que le corps ne s'habitue et que ces médicaments ne soient plus efficaces lorsque la douleur augmentera. Là encore, il s'agit d'une crainte non fondée dont vous pourrez discuter avec votre médecin. Les médications sur le marché varient considérablement en puissance, de sorte que les médecins commenceront par prescrire les médicaments les moins forts à des doses moindres pour enchaîner avec des molécules et des doses de plus en plus puissantes si nécessaire.

Peur de la solitude

La peur de mourir seul est également très commune chez les personnes atteintes d'un cancer avancé. Souvent, cette inquiétude est engendrée par une autre, soit celle d'être abandonné par les gens que l'on aime. Le patient craint que les gens s'éloignent en raison de sa maladie et du fardeau que celle-ci suppose pour les proches. Tout le monde n'est pas à l'aise avec la maladie et la mort, et il peut arriver que certains espacent leurs contacts avec vous pour cette raison. Il se pourrait donc que votre réseau social se resserre. Au contraire, d'autres personnes pourront se rapprocher de vous et vous accompagner volontiers dans cette phase de votre vie.

Dans un cas comme dans l'autre, la meilleure conduite à adopter est de prêter davantage attention à votre bonheur de côtoyer les personnes encore présentes plutôt que de ruminer l'absence des autres. J'ai déjà accompagné une femme en phase terminale qui était extrêmement malheureuse que l'un de ses frères ne soit pas encore venu la voir à l'hôpital. Autant je pouvais comprendre cette déception (dans un monde idéal, tous nos proches devraient vouloir nous accompagner vers la mort), autant je trouvais triste que cette dame ne trouve aucun réconfort dans le fait que tous ses autres frères et sœurs lui rendaient visite régulièrement, ainsi que ses enfants et plusieurs de ses neveux et nièces. Une telle attitude peut avoir un effet très pernicieux. Plus vous ronchonnez au sujet des personnes qui ne sont pas là, plus celles qui sont là seront susceptibles de croire qu'elles ne comptent pas à vos yeux, ce qui risque, par conséquent, de diminuer la fréquence de leurs visites et la qualité de leur soutien. Votre comportement a donc une certaine influence sur l'aide que vous recevrez. Manifestez clairement aux personnes combien leur soutien et leur présence comptent pour vous! Cela leur confirmera qu'ils font les gestes appropriés pour vous et les encouragera à continuer d'être à vos côtés et de vous apporter du réconfort.

Nonobstant tout ce que je viens de dire, il demeure des personnes dont le réseau social est très mince, voire inexistant. Cela ne veut pas dire pour autant que ces personnes doivent mourir seules. Les hôpitaux et les maisons de fin de vie disposent tous de bénévoles pouvant offrir un accompagnement très salutaire. Je vous incite fortement à recourir à ces services même si vous recevez déjà un certain soutien de vos proches. Il est souvent plus facile de parler de sujets pénibles et délicats à des étrangers.

Peur de laisser les choses inachevées

Certaines décisions devront être prises afin de diminuer cette peur de laisser les choses en plan. Une première étape essentielle est de mettre à jour son testament de telle sorte que nos dernières volontés soient respectées. Si vous êtes parent de mineurs, il est capital de prendre le plus rapidement possible les décisions concernant leur garde éventuelle et de les transmettre aux personnes concernées (les enfants, les tuteurs).

L'apprivoisement de la mort passe également par une préparation émotionnelle. Amorcer un dialogue à ce propos avec vos proches fait partie des étapes souhaitables tant pour vous-même que pour les personnes que vous aimez. Je me rappelle une patiente qui, jusqu'aux derniers instants, continuait de croire qu'elle guérirait de son cancer et refusait de parler de la mort avec qui que ce soit. Sa famille souffrait beaucoup de ne pas pouvoir échanger avec elle sur l'inévitable. Il est évident qu'il est loin d'être facile de parler de la mort. Mais si vous abordez vous-même le sujet, vous faites comprendre à votre entourage que vous êtes prêt à en discuter et à partager à cet égard. Par exemple, dire à vos proches à quel point vous les aimez, avez apprécié partager votre vie avec eux et êtes fier d'eux vous procurera un grand sentiment de sérénité et les aidera grandement à vivre leur deuil. L'approche de la mort peut être enfin l'occasion de régler de vieux conflits. Cela vous aidera à partir l'esprit en paix et apaisera vos proches. Il faut faire toutes ces choses avant qu'il ne soit trop tard.

Cela étant dit, il importe de respecter qui on est dans ce processus et d'éviter de s'imposer une trop grande pression à « bien mourir ». Encore une fois, la clé est d'avoir des attentes réalistes par rapport à votre propre fin, des attentes tenant compte de vos capacités personnelles et non de quelque norme imposée par la société.

Où et comment mourir?

Voilà une question que vous devrez soulever avec votre entourage le plus rapidement possible lorsque vous saurez que votre condition est incurable. Plusieurs personnes souhaitent mourir à la maison. Cette décision suppose beaucoup d'implications pour la famille et il importe d'en discuter. Les membres de la famille pourront alors évaluer leur capacité à vous accompagner et identifier les ressources de maintien à domicile pour mieux assumer cette responsabilité. Il arrive parfois que ce souhait particulier ne puisse être comblé. Il vaut mieux étudier tôt cette possibilité afin d'éviter une décision de dernière minute qui pourrait être douloureuse.

D'autres personnes préfèrent mourir à l'hôpital, un milieu qu'elles jugent plus rassurant compte tenu de la présence continue d'intervenants pouvant réagir rapidement en cas d'aggravation de leur condition. Si tel est votre cas, je vous invite à vous renseigner au sujet de la disponibilité d'un service de soins palliatifs à l'hôpital que vous fréquentez. Les équipes de ces services sont généralement multidisciplinaires. Elles sont composées non seulement de personnel médical, mais aussi d'intervenants psychosociaux et spirituels. Les professionnels formés en soins palliatifs sont sans aucun doute les personnes les plus compétentes pour vous assurer une fin de vie confortable.

Les maisons de soins palliatifs constituent un troisième choix s'offrant à vous (voir Annexe 2, p. 261). Ces résidences sont en général très appréciées des patients et de leurs proches, car elles offrent les avantages du domicile, un milieu de vie calme et flexible, et ceux du milieu hospitalier avec ses services 24 heures sur 24. Parce qu'elles sont très populaires, il est recommandé de faire votre demande d'admission le plus rapidement possible lorsque vous saurez que votre condition médicale évolue vers la mort. Étant donné des critères d'admission précis (évolution de la maladie et niveau de fonctionnement), il vous faudra probablement rester un certain temps à domicile ou à l'hôpital en attendant d'y être accueilli.

Profitez-en pour réfléchir aux mesures de fin de vie qui vous conviennent le mieux. Souhaitez-vous être maintenu en vie le plus longtemps possible ou préférez-vous que la maladie suive son cours ? Ces questions sont fondamentales et il faut que vous fassiez connaître vos préférences à votre équipe soignante, ainsi qu'à vos proches. Cela vous assurera de mourir dans les conditions que vous souhaitez et diminuera le fardeau imposé à vos proches. Ces derniers, en effet, pourraient avoir beaucoup de difficultés à prendre ces décisions si vous n'êtes plus en état de le faire vous-même.

Restructurer les pensées négatives associées à la progression du cancer

Comme pour les autres problématiques abordées dans ce livre, l'interprétation que vous donnez à une récidive ou à la progression du cancer déterminera en grande partie comment vous y réagirez. La restructuration cognitive est un complément important aux stratégies déjà décrites pour mieux s'adapter à cette situation.

« Il me reste juste à attendre de mourir »

Il arrive souvent que les personnes qui reçoivent de mauvaises nouvelles quant à l'évolution de leur cancer en arrivent à la conclusion que la vie ne vaut plus la peine d'être vécue et qu'il ne leur reste plus qu'à attendre la mort. Dans les deux vignettes cliniques suivantes, nous verrons comment restructurer ces pensées négatives selon que la récidive est locale ou métastatique.

Marielle a été traitée pour un cancer du sein de stade II il y a trois ans avec de la chirurgie, de la radiothérapie et de la chimiothérapie. Comme son oncologue lui avait dit qu'elle avait un très bon pronostic, elle croyait que cette maladie appartenait désormais au passé. Contre toute attente, Marielle a appris lors de son dernier suivi annuel que son cancer avait récidivé. Toutefois, son oncologue s'est montré très rassurant, car la récidive est locale, c'est-à-dire circonscrite au sein. Malgré cela, Marielle ne peut s'empêcher de penser que sa vie est maintenant finie et qu'il ne lui reste plus qu'à attendre la mort.

Voici comment Marielle est parvenue à restructurer ses pensées négatives.

Situation	Pensées négatives (+ distorsions cognitives)	Émotions (%)	Pensées réalistes	Émotions (%)
Je viens d'apprendre que mon cancer a récidivé (récidive locale).	« Ce cancer va finir par m'emporter. » (erreur de prévision, exagération) « Mon médecin me dit des choses rassurantes juste pour que je cesse de m'inquiéter ; il sait lui aussi que je vais mourir de ce cancer. » (rejet du positif) « Je ne passerai jamais au travers d'une deuxième série de traitements. » (erreur de prévision) « Ma vie est finie, il me reste juste à attendre la mort. » (exagération)	Déprime (90 %) Anxiété (90 %)	« Je n'ai aucune preuve que je mourrai de ce cancer. » « Je ne vois pas pourquoi mon médecin ne me dirait pas la vérité ; s'il me dit que je continue d'avoir un très bon pronostic malgré cette récidive, je dois le croire. » « C'est vraiment décevant de devoir recommencer toute une série de traitements, mais je suis déjà passée au travers d'une première, je peux passer au travers d'une deuxième. » « Si je me mets à attendre la mort, je risque de l'attendre longtemps. Il vaut mieux continuer à vivre pendant je suis encore en vie ! »	Déprime (20 %) Anxiété (10 %)

Alfred est traité depuis cinq ans pour un cancer de la prostate de stade III avec de l'hormonothérapie. Depuis quelques mois, il ressent de vives douleurs aux hanches. L'uro-oncologue suggère alors une résonance magnétique. Les résultats montrent la présence de métastases aux os et au foie. Le médecin annonce à Alfred qu'il s'agit d'une condition très sérieuse pouvant entraîner la mort. Alfred est atterré par cette nouvelle. Il se dit que sa vie est finie et pense qu'il ne lui reste plus qu'à attendre de mourir.

Voici maintenant comment Alfred a réussi à diminuer son sentiment dépressif en modifiant son interprétation de la situation.

Situation	Pensées négatives (+ distorsions cognitives)	Émotions (%)	Pensées réalistes	Émotions (%)
J'apprends que mon cancer a évolué et que j'ai des métastases aux os et au foie.	«Ma vie est finie!» (exagération) «Il ne me reste plus qu'à attendre la mort.» (exagération)	Déprime (100%)	«Il est vrai que mon espérance de vie est maintenant limitée, mais je ne suis pas encore mort. Il me reste tout de même du temps pour réaliser des projets qui me tiennent à cœur.» «Attendre la mort ne ferait que me déprimer encore plus.»	Déprime (30%)

Comme on le voit, Marielle et Alfred entretenaient au départ le même genre de pensées négatives. Cependant, le fait de vivre des réalités bien distinctes (récidive locale contre métastatique) a considérablement influencé le type de pensées réalistes possibles. Alors que Marielle a réussi à mettre en doute la possibilité de mourir étant donné son très bon pronostic, Alfred a dû reconnaître que cette possibilité existait, mais qu'il devait profiter d'être encore en vie pour réaliser les projets qui lui tenaient à cœur. Malgré ces différences, le principe demeure le même : conserver un optimisme réaliste face à la situation.

« Selon les statistiques, je serai mort dans six mois »

Lorsque le cancer progresse, il peut arriver un moment où les médecins considèrent les traitements inutiles. Privée de l'espoir de guérison de sa maladie, la personne voudra sans doute savoir combien de temps il lui reste à vivre. Inévitablement, le médecin aura recours à des statistiques pour indiquer au patient qu'il lui reste un certain nombre de jours, de semaines ou de mois à vivre. Il y a plusieurs éléments dont on doit tenir compte lorsqu'on interprète de telles données. Premièrement, une statistique représente une moyenne établie à partir de centaines, voire de milliers d'individus. Par exemple, on sait que le quotient intellectuel moyen est de 100 dans la population. Cela signifie que la moitié des individus ayant un autre score se situe en deçà d'un QI de 100, alors que l'autre moitié se situe au-dessus. Si l'on transpose cet exemple à celui d'un pronostic de survie limité, cela veut dire qu'il y a autant de personnes qui vivront moins longtemps que de personnes qui survivront au-delà du temps prédit par l'oncologue. Ainsi, il y a tout lieu d'espérer faire partie du deuxième groupe. Souvenez-vous du cas de Jean-Louis. Mais attention, comme nous l'avons déjà vu, il vous faudra conserver un espoir réaliste. Vous devrez donc garder en tête que d'autres scénarios sont également possibles et vous y préparer.

Deuxièmement, les statistiques dont se servent les médecins pour établir leurs pronostics sont évolutives. Ainsi, même les données les plus récemment publiées concernent des patients observés il y a plusieurs années. Il se pourrait donc très bien que ces statistiques ne s'appliquent pas parfaitement à votre réalité car elles ne sont pas représentatives de l'état actuel des choses. Prenons l'exemple du cancer du sein métastatique. Auparavant, les femmes ne survivaient que quelques années à la suite d'un tel diagnostic, alors qu'aujourd'hui, avec le développement de *nouveaux traitements plus efficaces*, elles vivent de plus en plus longtemps. Par ailleurs, comme le modèle multifactoriel du cancer l'indique (p. 17), la progression du cancer, tout comme son développement initial, est influencée par plusieurs facteurs génétiques, hormonaux, environnementaux et comportementaux. Chaque cancer est donc un cas unique, évoluant selon ses propres déterminants. De plus, pour des raisons encore inconnues, tout le monde ne réagit pas de la même manière aux différents traitements oncologiques. Cela renforce l'idée que les statistiques ne reflètent pas forcément votre cas particulier et qu'il est tout à fait légitime d'espérer que votre survie puisse être plus longue que celle que l'on vous prédit, tout en reconnaissant que l'inverse peut également être vrai. La grille de restructuration cognitive de la page suivante résume ces idées.

Situation	Pensées négatives (+ distorsions cognitives)	Émotions (%)	Pensées réalistes	Émotions (%)
On vient de m'apprendre que les traitements doivent être arrêtés, car ils n'ont plus d'effets et le médecin m'a dit qu'il me restait environ six mois à vivre.	« Il est certain que je serai mort dans six mois. » (erreur de prévision)	Déprime (100 %)	« C'est vrai que c'est une très mauvaise nouvelle, car je voudrais continuer à vivre le plus longtemps possible. » « Le médecin s'est basé sur des statistiques qui pourraient ne pas s'appliquer à moi. Je comprends que je ne guérirai pas mais je peux tout de même garder l'espoir que je survivrai plus longtemps que les six mois prédits. » « En même temps, je dois commencer à me préparer dès maintenant à l'éventualité que je vais mourir prochainement, en mettant à jour mon testament et en commençant à en discuter avec ma famille. »	Déprime (35 %)

« Mon médecin a tort, je vais guérir »

Plusieurs personnes sont susceptibles d'entretenir cette pensée lorsqu'elles apprennent que leur cancer a évolué et n'est plus curable. Il s'agit d'une réaction de protection appelée déni et que nous avons brièvement abordée. Vous vous souviendrez aussi que nous avons utilisé l'analogie des lunettes roses pour caractériser ce type de pensées. Cette réaction n'est pas du tout problématique si elle est de courte durée. En effet, il arrive que des personnes aient besoin d'un certain temps pour absorber une telle nouvelle. Toutefois, à moyen, et encore plus à long terme, cette réaction de déni pourra susciter plusieurs conséquences fâcheuses.

Comme pour toutes les pensées négatives, celle-ci pourra être remise en doute en utilisant la restructuration cognitive. Quelles sont les preuves que cette pensée est vraie ? Au contraire, quelles sont les preuves qu'elle est fausse ? Cet exercice vous permettra vraisemblablement de reconnaître qu'il y a davantage d'indications que cette interprétation est erronée puisque le médecin a sans aucun doute basé son jugement sur des faits (comme des résultats à des tests ou à des examens) qui figurent dans votre dossier médical. Demandez-vous aussi quels sont les avantages et les inconvénients d'entretenir une telle pensée. Il arrive que des personnes utilisent cette stratégie de gestion, car elles se sentent incapables de faire face à la réalité. Le déni présente alors l'avantage de les protéger contre l'anxiété qui serait provoquée par la situation. Toutefois, comme pour toute autre pensée positive, cette attitude peut comporter beaucoup plus de désavantages, dont une faible préparation à la mort. À coup sûr, la solution réside dans l'adoption d'un optimisme réaliste qui vous permettra de voir la situation telle qu'elle est, comme avec des lunettes claires. Il y aura tout lieu d'espérer survivre le plus longtemps et dans la meilleure condition psychologique possible.

Nous avons vu comment s'adapter à la progression du cancer et se préparer à la mort. Nous avons établi qu'il était primordial de continuer à avoir des objectifs de vie, même à long terme, car ceux-ci donnent des raisons de vivre et parce que les efforts pour les réaliser procurent énormément de plaisir et un grand sentiment d'accomplissement. Ensuite, nous avons discuté de la préparation à la mort et des peurs fréquentes qu'elle occasionne, et fourni des solutions concrètes à ce sujet. Enfin, nous avons montré comment la restructuration cognitive pouvait aider à diminuer les émotions négatives même dans les cas où le cancer est incurable. Encore une fois, l'accent a été mis sur l'importance de développer un optimisme réaliste, c'est-à-dire de percevoir sa situation telle qu'elle est, avec ses risques réels, tout en espérant que le meilleur scénario arrive.

* * *

Je souhaite ardemment que ce livre ait contribué à vous aider à mieux faire face au cancer. Je vous souhaite le meilleur succès dans l'application des stratégies proposées et, surtout, que vous profitiez le plus possible des instants que la vie vous offrira. Rappelez-vous qu'il est tout à fait normal de ressentir des émotions négatives lorsqu'on vit avec le cancer et que ces stratégies visent à réduire le plus possible les réactions émotionnelles. Personne ne sera jamais heureux d'avoir eu un cancer, mais il est possible de vivre cette situation plus sereinement, en changeant la façon de la percevoir et en éliminant plusieurs comportements qui maintiennent les difficultés psychologiques.

Groupes d'entraide
pour les personnes vivant avec un cancer

Accueil-Sérénité (Sainte-Claire)
Clientèle cible : personnes ayant reçu un diagnostic de cancer et leurs proches. • Services offerts : soutien, consultation individuelle et familiale, formation.
Tél. : 418 883-2121 • www.accueil-serenite.org

Albatros (une vingtaine de cellules à travers le Québec)
Clientèle cible : personnes atteintes d'une maladie grave et leurs proches. • Services offerts : soutien, accompagnement, écoute téléphonique.
Tél. : 819 375-8533 • www.corporation-albatros.com

Association À fleur de sein (Chibougamau)
Clientèle cible : personnes intéressées ou concernées par les maladies du sein. • Services offerts : soutien, rencontres individuelles et de groupe, information.
Tél. : 418 748-7914 • www.cbcn.ca/afleurdesein

Association canadienne du cancer colorectal (Montréal)
Clientèle cible : personnes ayant reçu un diagnostic de cancer colorectal et leurs proches. • Services offerts : soutien, sensibilisation, information.
Tél. : 1 877 50-COLON • www.colorectal-cancer.ca

Cette liste, non exhaustive, était à jour au moment de l'impression de ce livre.

Association d'iléostomie et de colostomie de Montréal

Clientèle cible: personnes stomisées et leurs familles. • Services offerts: soutien, information.

Tél.: 514 255-3041 • www.aicm-montreal.org

Association du cancer de l'Est du Québec (Rimouski)

Clientèle cible: personnes ayant reçu un diagnostic de cancer et leurs proches. • Services offerts: soutien, information, documentation, aide professionnelle, ateliers, hébergement, prêt de prothèses capillaires.

Tél.: 1 800 463-0806 • www.aceq.org

Belle et bien dans sa peau (partout au Canada)

Clientèle cible: femmes en traitement de chimiothérapie ou de radiothérapie. • Services offerts: ateliers dans le but d'aider les femmes à améliorer leur apparence et leur estime de soi.

Tél.: 1 800 914-5665 • www.lgfb.ca

Cancer-Aide Lanaudière

Clientèle cible: personnes ayant reçu un diagnostic de cancer et leurs proches. • Services offerts: écoute téléphonique, information, documentation, conférences.

Tél.: 450 756-0869 • www.canceraidelanaudiere.com

Cancer de l'ovaire Canada

Clientèle cible: personnes ayant reçu un diagnostic de cancer de l'ovaire et leurs proches. • Services offerts: soutien, information, écoute téléphonique.

Tél.: 1 888 369-2972 • www.ovariancanada.org

Cancer J'écoute

Clientèle cible: personnes ayant reçu un diagnostic de cancer et leurs proches. • Services offerts: soutien, écoute téléphonique, information.

Tél.: 1 888 939-3333 • www.cancer.ca

Centre C.A.R.M.E.N. (Gatineau)

Clientèle cible: personnes malades et leurs proches. • Services offerts: soutien, services professionnels gratuits axés sur des approches complémentaires de soins.

Tél.: 819 243-0337 • www.centrecarmen.ca

Centre de bien-être L'espoir, c'est la vie (Montréal)

Clientèle cible : personnes ayant reçu un diagnostic de cancer et leurs proches. • Services offerts : soutien, conférences, discussions de groupe.

Tél. : 514 340-3616 • www.jgh.ca/fr/bienetre

Centre de santé des femmes Mauricie

Clientèle cible : femmes ayant reçu un diagnostic de cancer du sein et leurs proches. • Services offerts : soutien, écoute téléphonique, documentation, ateliers.

Tél. : 819 378-1661 • Courriel : csfm@cgocable.ca

Centrespoir (Québec)

Clientèle cible : personnes atteintes de cancer, leurs proches, personnes en fin de vie et en deuil. • Services offerts : soutien, rencontres individuelles, écoute téléphonique.

Tél. : 418 623-7783 • www.centrespoir.com

Croissant d'espoir (Mont-Saint-Hilaire)

Clientèle cible : femmes ayant reçu un diagnostic de cancer. • Services offerts : soutien, information, écoute téléphonique.

Tél. : 450 467-5160 • www.cabvr.org

Défi-cancer (Roberval)

Clientèle cible : personnes en traitement de chimiothérapie. • Service offert : soutien.

Tél. : 418 275-3353

Espérance et Cancer (Saint-Georges)

Clientèle cible : personnes ayant reçu un diagnostic de cancer et leurs proches. • Services offerts : soutien, écoute téléphonique, information, documentation, conférences, ateliers.

Tél. : 418 227-1607 • www.esperanceetcancer.com

Fédération québécoise des Laryngectomisés (Montréal)

Clientèle cible : personnes laryngectomisées et leurs proches. • Services offerts : soutien avant et après la chirurgie, information.

Tél. : 514 259-5113 • www.fqlar.qc.ca

Fondation de la greffe de moelle osseuse de l'Est du Québec
Clientèle cible : personnes greffées de moelle osseuse et leurs proches. • Services offerts : écoute téléphonique, consultation psychologique, hébergement, transport aux rendez-vous médicaux, information, documentation.
Tél. : 1 877 520-3466 • www.fondation-moelle-osseuse.org

Fondation du cancer du sein du Québec
Clientèle cible : femmes ayant reçu un diagnostic de cancer du sein et leurs proches. • Services offerts : soutien, information.
Tél. : 1 877 990-7171 (Montréal) et 1 866 325-6565 (Québec) • www.rubanrose.org

Fondation le Sourire de Martin (Rouyn-Noranda)
Clientèle cible : personnes ayant reçu un diagnostic de cancer et leurs proches. • Services offerts : soutien, écoute téléphonique, information, prêt de matériel, visite à domicile, transport aux rendez-vous médicaux, hébergement, soins palliatifs.
Tél. : 819 762-1324

Fondation Lymphome Canada (Montréal)
Clientèle cible : personnes atteintes d'un lymphome et leurs proches. • Services offerts : soutien, information, ateliers.
Tél. : 1 866 659-5556 • www.lymphoma.ca

Fondation québécoise du cancer
(Québec, Gatineau, Montréal, Sherbrooke, Trois-Rivières)
Clientèle cible : personnes ayant reçu un diagnostic de cancer et leurs proches. • Services offerts : soutien, information, hébergement.
Tél. : 1 800 363-0063 • www.fqc.qc.ca

Groupe Espoir cancer de Lévis
Clientèle cible : personnes ayant reçu un diagnostic de cancer et leurs proches. • Services offerts : soutien, rencontres individuelles, conférences, ateliers.
Tél. : 418 838-4094 • www.benevoleenaction.ca

Groupe soutien cancer de Baie-Comeau
Clientèle cible : personnes ayant reçu un diagnostic de cancer et leurs proches. • Services offerts : soutien, rencontres, conférences.
Tél. : 418 297-0955 • www.groupecancerbc.org

Havre d'Espoir Montérégie
Clientèle cible : personnes ayant reçu un diagnostic de cancer et leurs proches. • Services offerts : soutien, accompagnement, soins palliatifs, suivi auprès des endeuillés.
Tél. : 450 708-0891 • Courriel : havrespoir@videotron.ca

La Bouée du Nord (La Tuque)
Clientèle cible : personnes ayant reçu un diagnostic de cancer et leurs proches. • Services offerts : soutien, écoute téléphonique, information, documentation, ateliers, aide financière.
Tél. : 819 523-8108 • Courriel : mpr@lino.sympatico.ca

La Rose des vents de l'Estrie (Sherbrooke)
Clientèle cible : personnes ayant reçu un diagnostic de cancer et leurs proches. • Services offerts : soutien, ateliers, visites à domicile, transport aux rendez-vous médicaux.
Tél. : 819 823-9996 • www.rosedesvents.com

Le Centre du sein le ruban rose (Shawinigan)
Clientèle cible : femmes ayant reçu un diagnostic de cancer du sein et leurs proches. • Services offerts : soutien, écoute, cours d'activité physique, vente et ajustement de prothèses mammaires.
Tél. : 819 536-3078 • Courriel : rubanrose@bellnet.ca

L'espoir de vaincre (Valleyfield)
Clientèle cible : personnes ayant reçu un diagnostic de cancer et leurs proches. • Services offerts : écoute téléphonique 24/7, visites à domicile et à l'hôpital.
Tél. : 450 377-2828

Leucan (partout au Québec)
Clientèle cible : enfants atteints de cancer et leur famille. • Services offerts : soutien, accompagnement, aide financière, information.
Tél. : 1 800 361-9643 • www.leucan.qc.ca

L'Institut des Cèdres contre le cancer (Montréal)
Clientèle cible : personnes ayant reçu un diagnostic de cancer et leurs proches. • Services offerts : soutien, ateliers, information, activités.
Tél. : 514 843-1606 • www.cedars.ca

Lumi-Vie (Laval)

Clientèle cible : personnes atteintes de maladies graves et leurs proches. • Services offerts : accompagnement et soutien dans la fin de vie et le deuil.
Tél. : 450 687-8311 • www.lumivie.com

Mains de l'Espoir de Charlevoix (La Malbaie)

Clientèle cible : femmes ayant reçu un diagnostic de cancer du sein et leurs proches. • Services offerts : soutien, écoute téléphonique, rencontres individuelles, visites à domicile, ateliers.
Tél. : 418 665-4926 • Courriel : mainsdelespoir@qc.aira.com

Nouvel Envol (Brossard)

Clientèle cible : personnes ayant reçu un diagnostic de cancer et leurs proches. • Services offerts : soutien, documentation, conférences, prêt de prothèses capillaires.
Tél. : 450 678-5011 et 450 671-5718
Courriel : lcampeaunouvelenvol@sympatico.ca

Organisation de Valleyfield pour les personnes atteintes de cancer (OVPAC)

Clientèle cible : personnes de Valleyfield ayant reçu un diagnostic de cancer et leurs proches. • Service offert : transport aux rendez-vous médicaux.
Tél. : 450 371-5400 • Courriel : info.ovpac@sftl.ca

Organisation multiressources pour les personnes atteintes de cancer (OMPAC ; Montréal)

Clientèle cible : personnes ayant reçu un diagnostic de cancer et leurs proches. • Services offerts : soutien, écoute téléphonique, formation, conférences.
Tél. : 514 729-8833 • www.ompac.org

Organisation québécoise des personnes atteintes du cancer (OQPAC ; Québec)

Clientèle cible : personnes ayant reçu un diagnostic de cancer et leurs proches. • Services offerts : écoute téléphonique, suivi, sensibilisation.
Tél. : 418 529-1425 • www.oqpac.com

Organisme gaspésien des personnes atteintes de cancer (OGPAC ; Maria)
Clientèle cible : personnes de la région de la Gaspésie ayant reçu un diagnostic de cancer et leurs proches. • Services offerts : rencontres individuelles, de groupe et familiales, documentation, conférences.
Tél. : 1 888 924-5050 • Courriel : ogpac@globetrotter.net

Ovaire espoir (Montréal)
Clientèle cible : personnes ayant reçu un diagnostic de cancer de l'ovaire et leurs proches. • Services offerts : soutien, information, discussion de groupe.
Tél. : 514 244-0829 • www.ovaireespoir.ca

Pallia-Vie (Saint-Jérôme)
Clientèle cible : personnes ayant reçu un diagnostic de cancer et leurs proches. • Services offerts : soutien, suivi individualisé par une infirmière, soins palliatifs.
Tél. : 450 431-3331 • ww3.cstj.qc.ca/pallia-vie/frames.htm

Perce-Neige (Rimouski)
Clientèle cible : personnes ayant reçu un diagnostic de cancer et leurs proches. • Services offerts : soutien, accompagnement, écoute téléphonique.
Tél. : 1 800 463-0806 • Courriel : lfallu@aceq.org

Présence-Vie Lotbinière
Clientèle cible : personnes ayant reçu un diagnostic de cancer et leurs proches. • Services offerts : soutien, écoute, information, répit.
Tél. : 418 728-2663 • Courriel : presencelotbiniere@hotmail.com

Réseau canadien du cancer du sein
Clientèle cible : personnes du Canada affectées par le cancer du sein ou qui risquent de le contracter. • Service offert : information.
Tél. : 1 800 685-8820 • www.cbcn.ca

Sentier Nouveau (Jonquière)
Clientèle cible : personnes ayant reçu un diagnostic de cancer et leurs proches. • Services offerts : soutien, écoute téléphonique,

transport aux rendez-vous médicaux, visites à domicile.
Tél.: 418 699-0009 • www.cbcn.ca/sentiernouveau

Services pour Personnes Atteintes de Cancer (Sercan ; Saint-Eustache)

Clientèle cible: personnes ayant reçu un diagnostic de cancer et leurs proches. • Services offerts: soutien, suivi, information, ateliers, transport aux rendez-vous médicaux, prêt de prothèses capillaires.
Tél.: 450 491-1912 • www.pqdcseinlaval.qc.ca
Courriel: sercan@videotron.ca

Société canadienne du cancer (partout au Canada)

Clientèle cible: personnes touchées par le cancer. • Services offerts: soutien, information, documentation, aide matérielle et financière.
Tél.: 514 255-5151 • www.cancer.ca

Soutien et entraide pour femmes atteintes du cancer du sein (SEFACS ; Laval)

Clientèle cible: femmes ayant reçu un diagnostic de cancer du sein et leurs proches. • Services offerts: soutien, groupes de discussion, information.
Tél.: 450 978-2129 • www.pqdcseinlaval.qc.ca

Vie Nouvelle (Verdun)

Clientèle cible: personnes ayant reçu un diagnostic de cancer et leurs proches. • Services offerts: écoute téléphonique, prêt de prothèses capillaires, dons de prothèses mammaires, documentation, conférences.
Tél.: 514 362-1000, poste 2883
Courriel: vienouvelle_entraide@hotmail.com

Virage (Montréal)

Clientèle cible: personnes ayant reçu un diagnostic de cancer et leurs proches. • Services offerts: écoute, ateliers, conférences, prêt de prothèses capillaires et mammaires, documentation.
Tél.: 514 890-8000, poste 28139 • www.viragecancer.org

Annexe 2

Liste des maisons
de soins palliatifs du Québec

Bas-Saint-Laurent

Maison Desjardins de soins palliatifs du KRTB
44, rue des Chauffailles
Rivière-du-Loup, QC, G5R 4E1
Tél.: 418 868-1366
www.maisondesjardinskrtb.ca

Saguenay–Lac-Saint-Jean

Maison Le Havre du Lac–Saint-Jean
923, rue McNicoll
Roberval, QC, G8H 1X2
Tél.: 418 275-8121
www.destination.ca/lehavre

Maison Colombe-Veilleux
1832, boul. Wallberg
Dolbeau-Mistassini, QC, G8L 1H9
Tél.: 418 276-4224
www.colombe-veilleux.com

Liste fournie par le Ministère de la Santé et des Services sociaux du Québec, mise à jour le 1er décembre 2009.

Maison Notre-Dame du Saguenay
1176, rue Notre-Dame
Chicoutimi, QC, G7H 1X6
Tél.: 418 696-1176
www.maisonnotre-dame.ca

Maison Soli-Can
Pavillon Alfred Villeneuve
300, boul. Champlain Sud
Alma, QC, G8B 5W3
Tél.: 418 662-8306
www.solican.org

CAPITALE-NATIONALE

Maison Michel-Sarrazin
2101, ch. Saint-Louis
Québec, QC, G1T 1P5
Tél.: 418 688-0878
www.michel-sarrazin.ca

MAURICIE

Maison Albatros de Trois-Rivières
2325, 1ʳᵉ Avenue
Trois-Rivières, QC, G9A 5L6
Tél.: 819 375-3323
www.maisonalbatrostr.com

ESTRIE

Maison Aube-Lumière
220, rue Kennedy Nord
Sherbrooke, QC, J1E 2E7
Tél.: 819 821-3120
www.lamaisonaube-lumiere.qc.ca

MONTRÉAL

Maison André-Gratton
2725, av. du Mont-Royal Est
Montréal, QC, H1Y 0A1
Tél.: 514 954-4848
www.phare-lighthouse.com

Résidence de soins palliatifs de l'Ouest-de-l'Île
265, rue André-Brunet
Kirkland, QC, H9H 3R4
Tél.: 514 693-1718
www.wipcr.ca

OUTAOUAIS

Maison Mathieu-Froment-Savoie
170, rue Sherbrooke
Gatineau, QC, J8Y 2L6
Tél.: 819 770-3900
www.mmfs.org

ABITIBI-TÉMISCAMINGUE

Maison de soins palliatifs de Rouyn-Noranda
1405, rue Perreault Est
Rouyn-Noranda, QC, J9X 5H5
Tél.: 819 762-7273
www.soinspalliatifs-rn.qc.ca

Maison du Bouleau Blanc
2557, 1re Rue Est
Amos, QC, J9T 3A1
Tél.: 819 732-0397
www.lamaisondubouleaublanc.com

Maison de la Source Gabriel
101, ch. Gabriel-Commandant, C.P. 667
Val-d'Or, QC, J9P 4P6
Tél.: 819 825-7786
www.maisonsourcegabriel.com

CÔTE-NORD

Vallée des Roseaux
390, rue Pie-XII
Baie-Comeau, QC, G5C 1S2
Tél.: 418 589-7705
www.lavalleedesroseaux.org

Maison L'Élyme des sables
985, av. Arnaud
Sept-Îles, QC, G4R 3C6
Tél.: 418 962-4404
Courriel: suzanne.cassista@elymedessables.com

GASPÉSIE–ÎLES-DE-LA-MADELEINE

Maison Le R.A.D.E.A.U. (Chandler)
14, rue Lemarquand
Pabos Mills, QC, G0C 2J0
Tél: 418 689-2746
www.leradeau.org

CHAUDIÈRE-APPALACHES

Maison Catherine-de-Longpré
1120, 18e Rue Ouest
Saint-Georges, QC, G5Y 6N1
Tél.: 418 227-2150
www.maisoncatherinedelongpre.qc.ca

LAVAL

Maison de soins palliatifs de Laval
655, av. Bellevue
Laval, QC, H7C 0A8
Tél.: 450 936-4300
www.msplaval.ca

LAURENTIDES

Maison de soins palliatifs de la Rivière-du-Nord
385, rue Lebeau
Saint-Jérôme, QC, J7Y 2M8
Tél.: 450 431-0488, poste 2224
www.palia-vie.ca

Maison de soins palliatifs de Saint-Eustache
50, rue Chénier
Saint-Eustache, QC, J7R 5W6
Tél.: 450 491-1912
Courriel: palliatif@videotron.ca

MONTÉRÉGIE

Maison Victor-Gadbois
1000, rue Chabot
Saint-Mathieu-de-Belœil, QC, J3G 4S5
Tél.: 1 866 467-1710
www.maisonvictor-gadbois.com

Annexe 3

Grille de restructuration cognitive

Situation	Pensées négatives (+ distorsions cognitives)	Émotions (%)	Pensées réalistes	Émotions (%)

Remerciements

En publiant ce livre, j'ai enfin réalisé un objectif que je caressais depuis plusieurs années : partager mes connaissances et expériences avec le grand public. Beaucoup de gens m'ont aidée à atteindre ce but. Plus particulièrement, je souhaite remercier très chaleureusement toutes les personnes atteintes de cancer que j'ai rencontrées en clinique au cours des ans. Ce ne sont pas tellement les livres qui m'ont appris à les aider à faire face à leur maladie ; cet apprentissage, je l'ai fait principalement à travers leurs expériences, les difficultés qu'elles ont vécues et surmontées, ainsi que leurs tentatives et réussites dans l'application des stratégies que je leur proposais. Même si leur identité a été préservée, plusieurs d'entre elles se reconnaîtront d'ailleurs dans les exemples cliniques qui sont présentés dans ces pages. Par leur courage et leur détermination, elles ont été une source d'inspiration infinie pour moi, une preuve tangible que l'on peut tout surmonter, même les obstacles les plus difficiles.

J'adresse aussi mes plus sincères remerciements à mes collègues de travail Lucie Casault, Ph.D., Annie Tremblay, m.d., et Julie Villa, M.Ps., pour avoir pris le temps de lire le manuscrit en entier et pour leurs commentaires d'une grande pertinence et leurs suggestions de modification judicieuses. Je suis par ailleurs reconnaissante à Sébastien Simard, Ph.D., qui a collaboré à l'écriture de manuels de traitement dont je me suis inspirée pour quelques passages de ce livre. Je remercie aussi mon amie de toujours, Martine

Pagé, pour m'avoir aidée dans mes démarches de publication et pour son soutien constant en cours de rédaction. Un merci particulier également au Dr Pierre Audet-Lapointe, m.d., pour avoir si gentiment accepté d'écrire la préface de ce livre et avoir témoigné de sa pertinence et de son utilité.

Plusieurs organismes subventionnaires ont aussi contribué indirectement à la publication de ce livre, en me donnant les moyens de développer et de vérifier empiriquement l'efficacité d'interventions psychologiques pour les personnes atteintes de cancer : les Instituts de recherche en santé du Canada, le Fonds de la recherche en santé du Québec, l'Alliance canadienne pour la recherche sur le cancer du sein, l'Initiative canadienne de recherche sur le cancer de la prostate, la Fondation du cancer du sein du Québec et le National Alliance for Research on Schizophrenia and Depression.

Je ne peux passer sous silence la contribution inestimable du personnel de recherche qui a travaillé avec moi et des étudiants que j'ai supervisés depuis le début de ma carrière. Par leur passion et leur curiosité, ils m'ont poussée à toujours innover, en plus d'apporter une aide concrète et essentielle à la réalisation de mes travaux de recherche.

Je tiens également à remercier mon amoureux, Benoit, et ma fille, Nellie, pour avoir partagé mon enthousiasme lors de la rédaction de ce livre et pour avoir créé des conditions favorables à la concrétisation de ce projet. Je remercie également ma famille, ma belle-famille et mes amis pour tous les encouragements prodigués.

Merci à toute l'équipe de Flammarion Québec pour la confiance qu'ils m'ont témoignée en acceptant de publier ce livre. Finalement, j'adresse un dernier remerciement à Éric Morin pour avoir contribué à l'esthétisme du livre par son savoir-faire en matière graphique.

Table des matières

Le cancer, une maladie croissante 14 • Cancer = mort ? 15 • « Pourquoi moi ? » 15 • Le stress cause-t-il le cancer ? 17 • Le pouvoir de la pensée guérit-il le cancer ? 20 • La tyrannie de la pensée positive 24 • Lunettes noires, roses ou claires ? 27 • La pensée réaliste et le cancer 30

Différences individuelles et difficultés d'adaptation 33 • La thérapie cognitive 35 • Le modèle cognitif des émotions 38 • Modèle cognitif et adaptation au cancer 40 • Apprendre à penser différemment 41 • Le rôle des comportements 42 • Consulter un professionnel de la santé mentale ? 43

Reconnaître les pensées négatives 47 • Les différents types de lunettes noires 50 • S'interroger sur la justesse de ses pensées 54 • Développer des pensées réalistes 55

La culpabilité, cette émotion sournoise ! 61 • Quand est-il pertinent de se sentir coupable ? 63 • « C'est ma faute si j'ai le cancer » 65 • La dépression et le cancer 67 • Suis-je déprimé ? 70 • Les stratégies suggérées seront-elles suffisantes pour moi ? 72 • L'activation comportementale 75 • Restructurer les pensées dépressives 83

réglant des problèmes concrets 240 • Restructurer les pensées négatives associées à la progression du cancer 245

Achevé d'imprimer en février 2010
sur papier Enviro, 100 % postconsommation
par Transcontinental Gagné